Dr. Alois Weber

MEERSCHWEINCHEN

Homöopathie und Kräuteranwendung

Dr. Alois Weber

Meer-schweinchen

Homöopathie und Kräuteranwendung

- Haltung und Fütterung
- Beschreibung der Krankheiten
- Behandlungsvorschläge
- und vieles mehr

ENNSTHALER VERLAG, A-4402 STEYR

ISBN 3 85068 464 4

Satz, Druck und Verlag: Ennsthaler, A-4402 Steyr

Inhalt

Vorwort

Liebe Leser,

Vor Ihnen liegt ein völlig neuartiges Buch über die Anwendung homöopathischer Medikamente bei Meerschweinchen. Es beschreibt das Erkennen von Krankheiten beim Meerschweinchen sowie homöopathische Behandlungsmöglichkeiten.

Dieses Buch ist übersichtlich in zwei Hauptabschnitte gegliedert. Im ersten Abschnitt wird über das Meerschweinchen in der Heimtierhaltung berichtet sowie die Grundlagen der homöopathischen Behandlung besprochen. Im zweiten Abschnitt werden die wesentlichsten Krankheiten beim Meerschweinchen sowie die homöopathische Behandlung dieser Krankheiten erklärt. Die Erfahrung hat gezeigt, daß gerade die homöopathische Behandlung von Krankheiten bei den Meerschweinchen äußerst erfolgreich ist. Seit mehr als zwanzig Jahren wird von mir die Homöopathie bei der Behandlung dieser kleinen Haustiere eingesetzt, die oft der klassischen chemischen Medizin überlegen ist.

Beachten Sie jedoch, daß dieses Buch keinesfalls eine Diagnose durch Ihren Tierarzt ersetzen kann. Wenn Ihr Tier Krankheitssymptome oder sonstige Beschwerden zeigt, stellen Sie im Interesse Ihres Tieres keine Selbstdiagnose. Ziehen Sie bei Anwendung von Behandlungsvorschlägen aus diesem Buch Ihren Tierarzt bei, der Sie unterstützend beraten wird.

Hinweis: Die in diesem Buch enthaltenen Ratschläge und Behandlungsvorschläge sind vom Autor sorgfältig ausgewählt und überprüft worden, dennoch muß jegliche Haftung und Gewähr für die Vorschläge und Rezepturen seitens des Autors oder des Verlages für Personen-, Sach- oder Vermögensschäden ausgeschlossen werden. Dieses Buch kann den Gang zum Tierarzt nicht ersetzen.

Wels, im Jänner 1997

Dr. Alois Weber
Fachtierarzt für Kleintiere

Die Homöopathie

Begründer der Homöopathie ist der deutsche Arzt Samuel Hahnemann, 1756 in Meißen als Sohn eines Porzellanmalers geboren, gestorben 1843 in Paris. Er war zu seiner Zeit einer der berühmtesten und gebildetsten Ärzte. Er hat in Leipzig, Erlangen und in Wien Medizin, Chemie und Philosophie studiert.

Schon als junger Arzt stellte er die berühmte „Simile-Regel" auf: „Similia, similibus curentur." Das heißt: „Ähnliches kann durch Ähnliches geheilt werden." Was bedeutet nun diese „Ähnlichkeitsregel"?
Hahnemann führte keine Tierversuche zur Erprobung von Heilmitteln durch, sondern erprobte seine Theorien an sich selbst oder an Freunden und Kollegen. Bei seinem berühmten Selbstversuch mit der Chinarinde stellte sich nach Einnahme dieser Substanz Wechselfieber (wie bei Malariaerkrankung) ein. Indem er eine hochverdünnte und potenzierte Dosis Chinarinde einnahm, konnte er die Symptome des Wechselfiebers wieder zum Verschwinden bringen.

Homöopathische Mittel werden in folgenden Formen angeboten:

1. **Flüssig** (Dilution = in Alkohol gelöst): Diese Darreichungsform ist in der Regel bei Meerschweinchen nicht anwendbar, da Meerschweinchen alkoholische Tropfen nicht tolerieren.

2. **Tabletten** (mit Milchzucker vermischt): Zur Behandlung von Heimtieren sehr zu empfehlen. Verabreichung: eine Tablette täglich, über das Trinkwasser, wenn nicht anders verordnet.

3. **Globuli** (Milchzucker-Kügelchen): 5-10 Globuli täglich, im Trinkwasser auflösen.

Ein Zergehenlassen der Tabletten und Globuli auf der Zunge, wie es beim Menschen bevorzugt wird, ist naturgemäß bei den Meerschweinchen nicht möglich. Langjährige Erfahrungen des Autors haben gezeigt, daß bei Behandlung von Heimtieren mit homöopathischen Medikamenten das Schlucken von Tabletten und Globuli die uneingeschränkt gleiche Wirkung zur Folge hat.

Was bedeutet die Potenz in der Homöopathie?

Homöopathische Heilmittel werden in stark verdünnter und potenzierter Form angewandt. Aus diesem Grund können auch Arzneimittel, die in ihrer Ursubstanz hochgiftig sind, wie z.B. die Tollkirsche, Arsen, u.v.a. in die Therapie einbezogen werden. Während des Verdünnungsvorganges werden die Heilmittel verschüttelt. Erst durch diesen Verschüttelungsprozeß werden die Heilkräfte freigesetzt. Um homöopathische Heilmittel herzustellen, genügt es daher nicht, nur die Ursubstanz zu verdünnen. Zur näheren Erläuterung will ich dies anhand der Tollkirsche erklären. Ein Teil der Ursubstanz Tollkirsche wird mit neun Teilen Alkohol gemischt und anschließend mindestens zehnmal kräftig geschüttelt (potenziert). Das Resultat dieses ersten Potenzierungsverfahrens wird mit D1 bezeichnet. Nimmt man jetzt einen Teil D1 der Tollkirsche und verschüttelt diesen wiederum mit neun Teilen Alkohol, dann erhält man Tollkirsche D2. Dieses Verfahren kann man bis zu D200 und mehr fortfahren. Dabei bedeutet der Buchstabe D = Dezimal.

Eine andere Art der Potenzierung ist die C-Potenz, bei der ein Teil der Wirksubstanz mit 99 Teilen Alkohol verschüttelt wird.

Tiefe Potenzen:	Urtinktur 0 bis D6 (C6)
Mittlere Potenzen:	D7 bis D24 (C7 bis C24)
Hohe Potenzen:	D30 (C30) bis unendlich

D1 = 1/10	C1 = 1/100
D2 = 1/100	C2 = 1/10.000
D3 = 1/1.000	C3 = 1/1.000.000
D4 = 1/10.000	C4 = 1/100.000.000

Die Stärke (Potenz) eines homöopathischen Arzneimittels hängt vom Verdünnungsgrad ab. Je verdünnter das Arzneimittel, desto stärker wirkt es bei passendem Arzneimittelbild (siehe Kapitel Arzneimittellehre). Das bedeutet, je weniger von der ursprünglichen Substanz nach jeder Verdünnungsstufe enthalten ist, desto stärker ist die Heilkraft.

Für den Tierbesitzer ist daher wichtig, die wirkungsvollste Potenz (z.B. D6) und das entsprechende Arzneimittel für das jeweilige Krankheitsbild zu kennen. Entnehmen Sie diese Information den einzelnen Kapiteln über die jeweiligen Erkrankungen und halten Sie sich genau an die darin empfohlenen Dosierungs- und Verabreichungsvorschriften.

Voraussetzungen für eine erfolgreiche Behandlung mit homöopathischen Arzneimitteln:

1. Genaue Kenntnisse über die Krankheit des Tieres mit ständiger Beobachtung der Krankheitssymptome (Krankheitsbild).
2. Wahl des richtigen homöopathischen Arzneimittels (Arzneimittelbild). Krankheitsbild und Arzneimittelbild müssen zusammenpassen wie ein Schlüssel zu einem Schloß!
3. Welche Potenz soll das homöopathische Arzneimittel haben? Wie oft und wie lange soll es dem Tier verabreicht werden?
4. Konsequente Einhaltung der empfohlenen Dosis (manchmal ist eine lebenslange Therapie erforderlich).

Erstverschlimmerung

Unter Umständen tritt nach den ersten Verabreichungen eines homöopathischen Arzneimittels eine Verschlechterung der Krankheitssymptome ein. Es kann dies auch ein Zeichen für die Wahl eines richtigen Arzneimittels sein. Eine Erstverschlechterung kann, muß aber nicht auftreten. Sollte eine Erstverschlechterung vorkommen, dann setzen Sie das homöopathische Arzneimittel für etwa 24 Stunden ab (Unterbrechung der Behandlung) und beginnen Sie danach von neuem.

Aufbewahrung der homöopathischen Arzneimittel:

Normale Raumtemperatur schadet den homöopathischen Arzneimittel nicht. Vermeiden Sie aber, daß solche Medikamente der direkten Sonnenbestrahlung sowie jeder anderen physikalischen Strahlung (Röntgen, Fernseher, Computer u.a.) ausgesetzt werden.

Grundprinzipien der Behandlung mit homöopathischen Arzneimitteln

Potenzhöhe: Die Potenzhöhe kann sich bei einem bestimmten Arzneimittel bei der Behandlung verschiedener Erkrankungen ändern. Beachten Sie daher stets die angegebenen Potenzen. C-Potenzen haben in der Regel eine wesentlich stärkere Wirkung. C-Potenzen sollten aber nur von erfahrenen Homöopathen verwendet werden, da bei C-Potenzen das Krankheitsbild zum Arzneimittelbild passen muß wie der Schlüssel zu einem Schloß. Aus diesem Grund sind in diesem Buch ausschließlich D-Potenzen angeführt. Bei akuten Erkrankungen werden in der Regel niedrige Potenzen (Dl bis D6) verwendet, bei chronischen Erkrankungen höhere Potenzen (ab D6).

Liegt die Angabe D4/D6 vor, dann kann man sowohl D4 als auch D6 anwenden. D4 eher bei akuten, D6 eher bei subklinischen, chronischen Erkrankungen.

Bei einer Angabe von D6 - D200 kann jede Potenz, die zwischen D6 und D200 liegt, verwendet werden. Je besser das Arzneimittelbild (siehe Beschreibung der Arzneimittel in der Arzneimittellehre) paßt, desto höher soll die Potenz sein.

Dosis: Es ist gleichgültig ob kleine, große, leichte oder schwere Tiere behandelt werden. Die zu verabreichende Dosis bleibt immer gleich.

Eine Tablette entspricht 5 bis 10 Globuli. Es ist gleichgültig, ob Sie Tabletten oder Globuli verwenden.

Verabreichungsform: Bei Meerschweinchen wird das homöopathische Arzneimittel über das Trinkwasser verabreicht (auflösen).

Bei ruhigen Tieren können die im Wasser aufgelösten Globuli oder Tabletten direkt in den Mund eingegeben werden. Am besten bewährt sich für eine solche Eingabe eine Pipette oder eine Injektionsspritze. Bei der Einbringung der Flüssigkeit in die Mundhöhle muß aber vorsichtig hantiert werden, damit keine Flüssigkeit in die Luftröhre kommt. Beginnt sich das Tier zu wehren, dann ist die Eingabe sofort zu unterbrechen. Nach einer kurzen Pause kann dann mit der Eingabe fortgesetzt werden.

Behandlungsdauer

Bei akuten Krankheiten behandelt man, bis die Krankheitssymptome verschwinden. Es ist sinnlos, aus Sicherheitsgründen länger zu behandeln.
Bei chronischen Erkrankungen hingegen ist oft auch eine lebenslängliche Therapie notwendig.

Aufbewahren der homöopathischen Arzneimittel: Schützen Sie die homöopathischen Arzneimittel vor Feuchtigkeit und direkter Sonneneinstrahlung. Werden Tabletten oder die Globuli feucht, dann beginnen sie zu verschimmeln. Bewahren Sie sie so auf, daß diese Arzneimittel für Kinder unerreichbar sind.

Das Meerschweinchen

Allgemeines

Die Meerschweinchen stammen aus Mittel- und Südamerika. Sie wurden schätzungsweise bereits vor 3.000 Jahren von den dort lebenden Indianern domestiziert. Das Meerschweinchen zählt daher wie der Hund zu den ältesten Haustieren. Im 16. Jahrhundert kamen die Meerschweinchen nach Europa. Sie wurden von holländischen Kaufleuten als Spieltiere für ihre Kinder aus Südamerika mitgenommen. Von Holland aus verbreiteten die Kaufleute diese Tiere in ganz Europa. Die Meerschweinchen waren im 17. Jahrhundert so teuer, daß sie nur von reichen Leuten erworben werden konnten. Darauf weist auch die englische Bezeichnung für Meerschweinchen hin: Guinea pig. Dieser Name leitet sich von „Guinee“ ab. Ein „Guinee“ war zu dieser Zeit eine wertvolle Goldmünze.

Die Meerschweinchen gehören zur Ordnung der Nagetiere. Sie sind nachtaktive Tiere und leben in Rudeln. In freier Natur lebt das Meerschweinchenrudel in selbstgegrabenen Erdhöhlen. Meerschweinchen verständigen sich untereinander mit besonderen Lautäußerungen. Unter anderen gibt es einen charakteristischen Warnton, mit dem die anderen Meerschweinchen des Rudels von einem sich nähernden Feind gewarnt werden. Es gibt verschiedene Meerschweinchen-Rassen. Sie unterscheiden sich hauptsächlich durch die Behaarung sowie durch das Farbenspiel.

Man unterscheidet

Kurzhaarrassen: z.B. das englische Glatthaarmeerschweinchen mit den Farben Aguti, Brindle, Einfärbig, Himalaya, Holländer, Japaner u.a.

Langhaarrassen: (Angora-Meerschweinchen): Peruanisches Seidentier, Peruanisches Meerschweinchen u.a.

Strupp-oder Rosettenmeerschweinchen: Englisches Schopf-Meerschweinchen, Amerikanisches Schopf-Meerschweinchen, Abessinisches Meerschweinchen, Satin-Meerschweinchen, Rex-Meerschweinchen u.a.

Besonderheiten in der Anatomie (Körperaufbau) sowie Physiologie (Körperfunktion) der Meerschweinchen:

Meerschweinchen sind Nagetiere. Sie besitzen daher im Oberkiefer und im Unterkiefer je zwei Nagezähne, die immer nachwachsen. Solche Nagezähne werden durch Abnagen von harter Nahrung abgeschliffen. Nur bei einer Zahnfehlstellung können die Nagezähne nicht mehr ordentlich abgeschliffen werden. Auch die Kauzähne dieser Nagetiere besitzen offene Wurzeln und wachsen daher ständig nach. Durch den Kauvorgang werden auch diese Zähne abgeschliffen, da die Kiefergelenke als Schlittengelenke ausgebildet sind, sodaß beim Kauen der Unterkiefer über dem Oberkiefer gleitet.

Magen-Darmtrakt:

Da Meerschweinchen große Mengen an rohfaser-und zellulosehaltiger Nahrung aufnehmen, ist der Magen-Darmtrakt besonders kompliziert aufgebaut. Mindestens zwanzig Prozent der Nahrung des Meerschweinchens muß aus Rohfasern bestehen (Heu, Stroh u.a.). Für die Verdauung dieser rohfaser- und zellulosehaltigen Nahrung, die hauptsächlich im Blinddarm stattfindet, sind vor allem die dort in Massen lebenden Mikroorganismen (einzellige Lebewesen und Bakterien) notwendig. Jede Störung der Zusammensetzung dieser Mikroorganismen durch Fütterungsfehler, aber auch nach Verabreichung von Antibiotika, kann zu erheblichen Verdauungsstörungen führen.

Einen Teil des Kotes nehmen Meerschweinchen wieder als Nahrung auf, um die Nährstoffe besser ausnutzen zu können. Eine derartige Verdauungsstrategie kennen wir auch bei anderen Pflanzenfressern wie z.B. bei den Kaninchen und Hasen. Dadurch werden die rohfaser- und zellulosehaltigen Nahrungsmittel optimal ausgenutzt und verdaut. Mit Hilfe der Mikroorganismen, die hauptsächlich im Dickdarm leben, können Meerschweinchen auch das Vitamin B selbst herstellen, sodaß diese Tiere eine der wenigen Tierarten sind, die nicht auf die Zufuhr von Vitamin B angewiesen sind. Während viele Tiere keine externe Zufuhr von Vitamin C benötigen, können Meerschweinchen Vitamin C nicht selbst herstellen und sind daher auf eine Zufuhr von Vitamin C mit der Nahrung angewiesen. Vitamin C findet man vor allem im rohen Gemüse und Obst.

Atemwege

Die Atemwege bestehen aus Kehlkopf, Luftröhre, Bronchien und den mehrlappigen Lungen, in denen der Sauerstoffaustausch stattfindet. Die Atemwegsorgane unterscheiden sich nicht von denen anderer Säugetiere.

Harn- und Geschlechtsorgane:

Die Harn- und Geschlechtsorgane unterscheiden sich bei bei den Meerschweinchen nicht von denen anderer Säugetiere. In den paarigen Nieren werden die harnpflichtigen Stoffe gefiltert und über die Harnleiter zur Harnblase transportiert. In der Harnblase wird der Harn gesammelt und über die Harnröhre nach außen abgegeben. Männliche Meerschweinchen besitzen einen „kloakenähnlichen“ Mastdarmausgang, in dessen Bereich sich der Penis mit der Harnröhrenmündung befindet.

Geschlechtsorgane männlicher Tiere

Die paarigen Hoden sind relativ groß und befinden sich beiderseits des „kloakenähnlichen“ Mastdarmausganges. Von den Hoden führen die Samenleiter zur Vorstehdrüse (Prostata). Im Bereich der Vorstehdrüse münden die Samenleiter in die Harnröhre. Mit Hilfe bestimmter Muskeln können die Männchen die Hoden in den Leistenkanal zurückziehen, sodaß man sie nicht mehr ertasten kann.

Geschlechtsorgane weiblicher Tiere

Die paarigen Eierstöcke liegen in der Bauchhöhle. Von diesen ziehen die Eileiter zur Gebärmutter. Von der Gebärmutter führt die Scheide nach außen. Man findet die Scheidenöffnung knapp unterhalb des Mastdarmausganges.

Hautorgane

Ein Zentimeter oberhalb des Mastdarmausganges befindet sich eine Duftdrüse, die ein öliges Sekret produziert. Da in diesem Bereich die Haut stärker pigmentiert ist, wird diese Drüsenregion oft mit einer Hauterkrankung verwechselt, noch dazu wo im Bereich dieser Drüse häufig die Haare ölig verklebt sind.

Werbungsverhalten, Trächtigkeit und Aufzucht:

Wenn das Männchen das Weibchen umwirbt, dann umkreist es ständig das Weibchen mit wiegendem Hinterteil. Dabei gibt es eigenartige, knatternde Laute von sich. Ist das Weibchen nicht paarungsbereit, dann zeigt es in dieser Situation dem Männchen die Zähne. Beendet das Meerschweinchen-Männchen sein Werbungsverhalten nicht, kann das Weibchen unter Umständen auch zubeißen.

Das Meerschweinchen-Weibchen ist alle 14 bis 18 Tage paarungsbereit. Wenn das Weibchen paarungsbereit ist, legt es sich auf den Bauch und hebt das Hinterteil an. Das Männchen reitet dann auf, wobei der Deckungsakt nur wenige Sekunden dauert.

Die Tragezeit bei Meerschweinchen ist relativ lang: ca. 8 bis 10 Wochen (durchschnittlich 68 Tage). Die Neugeborenen sind voll entwickelt und relativ groß (Geburtsgewicht 40 bis 100 g). Die Jungen haben bereits offene Augen und beginnen sofort selbständig mit der Nahrungsaufnahme, das heißt sie können neben der Muttermilch sofort mit der Heu- und Grasaufnahme beginnen, weil das Gebiß bereits bei der Geburt vollständig entwickelt ist. Meerschweinchen sind also perfekte Nestflüchter, die auch ohne Mutter überleben können. Aus diesen Gründen ist daher die Aufzucht von verwaisten Meerschweinchen-Babies nicht sehr schwierig.

Einige wichtige physiologische Daten:

Körpergewicht, männlich	1000 – 1500 g
Körpergewicht, weiblich	700 – 900 g
Geburtsgewicht	40 – 100 g
Lebenserwartung	4 – 7 Jahre
Futterverbrauch	6g/100 g KGW*/Tag
Wasserverbrauch	10 ml/100 g KGW*/ Tag
Geschlechtsreife, männlich	60 Tage
Geschlechtsreife, weiblich	30 Tage
Atemfrequenz	70 – 150 / min
Herzfrequenz	200 – 350 / min
Körpertemperatur (normal)	38 – 39,5 Grad C

* KGW: Körpergewicht; Ein Meerschweinchen mit 1000 g KGW nimmt daher ca. 60 g Nahrung auf und trinkt ca. 100 ml Flüssigkeit pro Tag. (Ein achtel Liter sind 125 ml).

Haltung und Fütterung

Die Haltung und Fütterung von Meerschweinchen ist relativ einfach und unproblematisch. Trotzdem werden vor allem bei der Fütterung schwere Fehler gemacht, die nicht selten zum frühzeitigen Ableben führen. Obwohl Meerschweinchen in freier Natur in Rudeln leben, können in Wohnungen auch Einzeltiere problemlos gehalten werden. Ein Meerschweinchen, das einzeln gehalten wird, braucht aber, weil es ein Rudeltier ist, viel Aufmerksamkeit von seiten der Tierbesitzer. Nur das Tier zu füttern, reicht nicht aus. Ohne die entsprechende Zuwendung wird das Meerschweinchen früher oder später vereinsamen und als Folge möglicherweise an körperlichen Krankheiten zu leiden beginnen.

Da in unserer Gesellschaft die Menschen zu wenig Zeit für Zuneigung haben, empfiehlt es sich, ein Meerschweinchen-Pärchen anzuschaffen. Dabei ist zu beachten, daß das Meerschweinchen-Männchen kastriert werden muß, bevor man die Meerschweinchen in einem Käfig zusammenläßt. Beachten Sie, daß ein Meerschweinchen-Weibchen mit einem Alter von 30 bis 40 Tagen bereits geschlechtsreif sein kann, sodaß eine Trächtigkeit sehr leicht eintreten kann. Meerschweinchen sind außerordentlich vermehrungsfreudig. Bis zu 20 Junge pro Meerschweinchen-Weibchen in einem Jahr sind möglich. Wenn man kein Pärchen möchte, dann sollte man zwei Meerschweinchen-Weibchen kaufen. Meerschweinchen-Weibchen vertragen sich untereinander sehr gut. Die Haltung von zwei Meerschweinchen-Männchen ist wegen der Rangordnungskämpfe eher problematisch. Hat man zwei Meerschweinchen-Männchen erworben, ist bei Erreichen der Geschlechtsreife eine Kastration notwendig. Auch wenn man nur ein Meerschweinchen-Männchen besitzt, sollte dieses kastriert werden, weil unkastrierte Männchen nach dem Erreichen der Geschlechtsreife einen strengen Geruch verbreiten, der durch die Kastration vermieden werden kann.

Für die Haltung von zwei Meerschweinchen benötigt man einen Käfig von ca. 80 cm Länge, 60 cm Breite und 40 cm Höhe. Als Einstreu sollte Stroh oder Heu benützt werden. Futter- und Getränkeschüssel müssen so aufgestellt werden, daß Futter und Trinkwasser nicht mit Harn und Kot verunreinigt werden können. Zweimal in der Woche muß mindestens die

Einstreu gewechselt werden. Im Käfig sollte sich auf jeden Fall ein Häuschen befinden, damit sich das Meerschweinchen zurückziehen kann bzw. bei Angst eine Fluchtunterkunftsmöglichkeit hat. Die beste Umgebungstemperatur ist 16 bis 21 Grad C bei einer Luftfeuchtigkeit von 40 – 60 %. Direkte Sonneneinstrahlung, Zugluft, sowie starke Temperaturschwankungen sind zu vermeiden. Werden Meerschweinchen in überhitzten und trockenen Wohnungen (Zentralheizung) gehalten, besteht so wie beim Menschen eine erhöhte Infektanfälligkeit.

Ernährung

Die Ernährung von Meerschweinchen ist relativ einfach. Trotzdem werden gerade bei der Ernährung dieser Heimtiere gravierende Fehler gemacht. Wichtigstes Nahrungsmittel ist Heu und Grünfutter wie Löwenzahn, Gras und anderes. Zusätzlich sollte man immer Karotten, Salat der Saison (keine Glashausware) sowie gut gereinigtes Obst verfüttern. Hartes Brot zum Abnagen ist ebenfalls ratsam. Keinesfalls notwendig Getreide, Samenkörner sowie Leckerbissen, die speziell für Meerschweinchen hergestellt werden. Körnermischungen sind viel zu energiereich und führen zu einer raschen Verfettung der Tiere mit erheblichen Leberschäden (fettige Leberdegeneration). Der vorzeitige Tod der Tiere ist dann die Folge der zu üppigen Ernährung. Vermeiden Sie auch überdüngte und mit Schädlingsbekämpfungsmitteln behandelte Nahrungsmittel (Glashausware). Auch kohlhältiges Gemüse, grüne Bohnen und Fisolen sind wegen der Blähungsgefahr zu meiden. Wegen der besonderen Verdauungsphysiologie der Meerschweinchen ist aber Heu von guter Qualität von größter Bedeutung. Da Meerschweinchen abhängig sind von einer Vitamin C-Zufuhr über die Nahrung, ist Salat der Saison sowie Obst und Gemüse für die Gesundheit dieser Tiere von großer Bedeutung. Ist keine ausreichende Vitamin C-Zufuhr über das Grünfutter gewährleistet, dann muß Ascorbinsäure über das Trinkwasser verabreicht werden.

Erkrankungen der Haut

Allgemeines:

Hauterkrankungen kommen bei Meerschweinchen nicht sehr häufig vor. Bei schlechten Haltungsbedingungen sowie Mangelernährung (Vitamin C- Mangel führt zu einer allgemeinen Abwehrschwäche) treten allerdings vermehrt Hauterkrankungen auf. Hauterkrankungen sind daher Faktorenerkrankungen. Die Ursache für Hautentzündungen können sein:

- Ektoparasiten: häufigste Ursache
- Hautpilze: eher selten
- Bakterielle Erreger wie Streptokokken, Staphylokokken als Sekundärerreger nach Kratz- und anderen Verletzungen infolge eines Juckreizes.

Bakterielle Ursachen für eine Hautentzündung

Beschreibung:

Einer derartigen Hauterkrankung geht immer eine Verletzung voraus. Die Verletzungen entstehen durch Bisse beim Raufen, durch eine falsche Einstreu (z.B. Tischlereiabfälle) sowie durch starkes Bekratzen (bei Allergien, Ektoparasiten, einseitiger Ernährung, gewürzter Nahrung z.B. durch Verfüttern menschlicher Essensreste).

Klinische Symptome:

Es besteht starker Juckreiz, die Haut ist gerötet und es kommt zu Haarausfall. Häufig fallen Kratzspuren auf, oder man kann als Tierbesitzer das übermäßige Bekratzen selbst beobachten. Im weiteren Verlauf kann man Pusteln, eitrige Beläge und Krusten erkennen. Durch Eitererreger (Streptokokken, Staphylokokken und andere) kann sich im Verlauf der Erkrankung das Allgemeinbefinden verschlechtern. Dann können Fieber, Apathie und Freßunlust vorliegen.

Behandlung:

Wichtig ist, die auslösende Ursache zu erkennen. Beseitigung der Ektoparasiten, Mangelernährung vermeiden, Vitamin C mit Grünfutter, Frücht- und Gemüse zuführen. Raufereien und Bißverletzungen zwischen den Meerschweinchen müssen vermieden werden (Kastration, größerer Käfig).

Verschlechtert sich das Allgemeinbefinden, kann eine antibiotische Behandlung durch den Tierarzt erforderlich sein.

Homöopathische Behandlung:

- Mercurius solubilis D12 als Eitermittel, bei einer eitrigen Hautentzündung.
- Hepar sulfuris D6 bei einer eitrigen Hautentzündung; Mercurius und Hepar sulfuris sollten nicht zusammen verabreicht werden.
- Sulfur D30 als Umstimmungsmittel bei allen Hauterkrankungen indiziert.
- Psorinum D30 bei nässenden Ekzemen und Hautentzündungen.
- Kreosotum D6 bei übelriechenden Hautentzündungen mit starkem Juckreiz, das Allgemeinbefinden kann gestört sein.
- Antimonium crudum D6, bei juckendem Ekzem sowie bei Rhagaden an den Haut - Schleimhautübergängen
  Mehrmals täglich 5 Globuli verabreichen.

Bei jeder Erkrankung der Haut sollte eine homöopathische Leber- und Nierenausleitung erfolgen. Dies fördert die Ausscheidung von Giftstoffen aus dem Körper:

- Lycopodium D6 als Lebermittel
- Carduus marianus D2 als Lebermittel
- Berberis D4 als Nierenmittel

Behandlungsdauer

Die Behandlung muß bis zur vollständigen Genesung durchgeführt werden.

Wenn sich ein Hautabszeß (eitrige Füllung der Unterhaut) entwickelt hat, ist eine chirurgische Spaltung des Abszesses erforderlich. Unter Umständen kann man bei Verwendung von - Myristica sebifera D6 (= homöopathisches Messer) eine chirurgische Abszeßspaltung vermeiden.

Ektoparasiten

Allgemeines:

Bei Meerschweinchen kommt es normalerweise eher selten zu einem massiven Ektoparasitenbefall. Oft sind bei einem Befall mit Ektoparasiten nur leichte klinische Symptome anzutreffen. In einem solchen Fall hat sich ein Gleichgewicht zwischen dem Wirt (Meerschweinchen) und den Parasiten entwickelt. Kommt es aber durch Streß, Infektionskrankheiten, Mangelernährung oder durch ein höheres Lebensalter zu einer relativen Abwehrschwäche beim Meerschweinchen, können sich die Parasiten sehr rasch vermehren und zu klinischen Symptomen führen. Es kommt vor allem dann zu Juckreiz und in Folge zu ständigem Bekratzen der juckenden Hautstellen. Durch das Kratzen werden kleine Hautverletzungen gesetzt. Durch die immer an der Hautoberfläche vorhandenen Bakterien können solche Verletzungen relativ schnell vereitern.

Folgende Ektoparasiten kommen bei Meerschweinchen vor:

- Haarlinge und Läuse
- Flöhe
- Milben: Sarkoptesräude Notoedresräude Pelzmilbe (Chirodiscoides)

Haarlinge und Läuse

Beschreibung

Sowohl Haarlinge als auch Läuse sind relativ große Ektoparasiten und mit freiem Auge bzw. mit Hilfe einer Lupe zu erkennen. Sie unterscheiden sich im Aussehen lediglich durch die Größe des Kopfes. Haarlinge haben einen breiten Kopf und Läuse einen schmalen. Während Läuse Blutsauger sind, leben Haarlinge von Schuppen sowie von Entzündungssekreten.

Klinische Symptome

Das Haarkleid wirkt struppig. Vor allem leiden die Tiere unter einem unerträglichen Juckreiz. Dieser Juckreiz kann so stark sein, daß die Meerschweinchen sogar ohnmächtig werden können. Auch epilepsieähnliche

Krampfanfälle können beobachtet werden. Durch das Kratzen entstehen Hautverletzungen, die sekundär vereitern können. Außerdem magern die Tiere ab, und können vor allem bei einem Lausbefall anämisch werden (blutarm, da Läuse Blutsauger sind).

Behandlung:

Baden Sie Ihr Meerschweinchen mit einem Ektoparasitenmittel (mehrmalige Wiederholungen in wöchentlichem Abstand). Der Meerschweinchen-Käfig muß jedesmal vollkommen ausgeräumt und gereinigt werden.

Homöopathische Behandlung

- Sulfur D30
- Psorinum D30 bei nässenden Ekzemen
- Kreosotum D6 bei übelriechenden Hautentzündungen mit Störung des Allgemeinbefindens.
  Mehrmals täglich 5 Globuli verabreichen.
- Engystol-N-Ampulle (Fa. Heel): zur Verbesserung der Abwehrkraft, eine Ampulle jeden 2. Tag ins Trinkwasser.

Flöhe

Beschreibung

Flöhe sind Ektoparasiten, die mit freiem Auge zu erkennen sind. Da Flöhe Blutsauger sind, verursachen sie nicht nur beim Saugakt starken Juckreiz, sondern können bei einem massiven Befall auch eine Anämie (Blutarmut) verursachen. Flöhe werden aber eher selten bei Meerschweinchen beobachtet.

Klinische Symptome

Flöhe verursachen Juckreiz und bei einem starke Befall Blutarmut (Anämie). Die Tiere zeigen ein struppiges Haarkleid und können auch abmagern. Durch das Kratzen und Benagen der juckenden Hautstellen können sekundär eitrige Hautentzündungen entstehen.

Behandlung:

Baden Sie Ihr Meerschweinchen mit einem Ektoparasitenmittel (mehrmalige Wiederholung in wöchentlichem Abstand). Lassen Sie sich bei der Auswahl des Ektoparasitenmittels von Ihrem Tierarzt beraten. Nicht alle Ektoparasitenmittel sind für das Meerschweinchen verträglich!

Der Meerschweinchen-Käfig muß vollständig ausgeräumt, gereinigt sowie mit einem Ektoparasitenmittel behandelt werden.

Vitamin-C mit dem Trinkwasser zuführen.

Homöopathische Behandlung

- Sulfur D30
- Psorinum D30 bei nässenden Ekzemen
- Kreosotum D6 bei eitrigen, nässenden Ekzemen, das Allgemeinbe finden kann gestört sein.
- China D6 - wenn das Tier anämisch und entkräftet ist mehrmals täglich 5 Globuli verabreichen.
- Engstol-N-Ampulle (Fa. Heel): eine Ampulle jeden zweiten Tag über das Trinkwasser zurVerbesserung der Immunitätslage.

Milbenbefall der Haut

Beschreibung

Drei wichtige Hautmilbenarten können bei Meerschweinchen vorkommen:

- Sarkoptesräude (verursacht durch Trixacarus c.)
- Notoedresräude (verursacht durch Notoedres sp.)
- Pelzmilbenbefall (eher selten)

Sarkoptesräude

Beschreibung

Die Übertragung erfolgt durch direkten Kontakt von Tier zu Tier. Obwohl viele Meerschweinchen infiziert sind, kann man trotzdem oft keine klinischen Symptome erkennen. Nur wenn die Abwehrlage (Immunitätslage) durch Streß, schlechte Haltungsbedingungen, unzureichende Ernährung oder andere Erkrankungen verschlechtert wird, können sich die Milben so stark vermehren, daß klinische Symptome auftreten können.

Klinische Symptome

Es besteht vor allem Juckreiz. die Haut ist verdickt und häufig mit borstigen Krusten bedeckt. Durch Kratzen und Benagen können sekundär eitrige Entzündungen auftreten. Ohnmachts- bzw. epilepsieähnliche Anfälle als Folge des starken Juckreizes können manchmal beobachtet werden.

Notoedresräude

Beschreibung

Diese Räudeform kommt viel seltener vor als die Sarkoptesräude.

Klinische Symptome

Während die Sarkoptesräude am ganzen Körper vorkommen kann, beschränkt sich der Befall bei Notoedresräude auf den Kopfbereich. Daher wird diese Räudeform auch „Kopfräude" genannt. Es besteht Juckreiz. Die Haut ist verdickt und mit borstigen Krusten bedeckt. Durch Kratzen mit den Hinterbeinen können sekundär eitrige Entzündungen auftreten. Krusten findet man vor allem an den Ohren, rund um die Augen und um die Lippen. Eher selten sind klinische Veränderungen im Halsbereich und an den Vorderpfoten zu finden.

Pelzmilbenbefall

Beschreibung

Der Pelzmilbenbefall stellt eine außerordentlich seltene Hauterkrankung dar. Die Pelzmilben sind viel größer als die übrigen Milbenarten und leben von Schuppen, Haaren sowie vom Wundsekret.

Klinische Symptome

Juckreiz und Haarausfall stehen im Vordergrund. Durch das Kratzen können sekundär eitrige Hautentzündungen entstehen.

Behandlung:

Baden Sie Ihr Meerschweinchen mit einem Ektoparasitenmittel (mehrmalige Wiederholung in wöchentlichem Abstand). Lassen Sie sich bei der Auswahl des Ektoparasitenmittels von Ihrem Tierarzt beraten. Nicht alle Ektoparasitenmittel sind für das Meerschweinchen verträglich.

Der Meerschweinchen-Käfig muß vollständig ausgeräumt, gereinigt sowie mit einem Ektoparasitenmittel behandelt werden.

Vitamin C über das Trinkwasser zuführen.

Homöopathische Behandlung

- Sulfur D30 als Umstimmungsmittel
- Psorinum D30 bei nässenden Ekzemen
- Kreosotum D6 bei eitrigen, nässenden Ekzemen, das Allgemeinbefinden kann dabei gestört sein.
- China D6, wenn das Tier anämisch und entkräftet ist.
  Mehrmals täglich 5 Globuli eingeben.
- Engystol-N-Amp. (Fa. Heel): eine Ampulle jeden zweiten Tag in das Trinkwasser zur Verbesserung der Immunitätslage.

Hauterkrankungen durch Hautpilze

Beschreibung

Hautentzündungen, die durch Hautpilze hervorgerufen werden, sind meist sekundär verursacht. Durch Verletzungen, die durch Kratzen bei Juckreiz entstehen, können pilzbedingte Hautentzündungen entstehen. Als Erreger der Hautpilzerkrankungen kommen in erster Linie Trichophyton sp. in Frage. Sind viele Meerschweinchen in einer Herde beisammen, dann ist eine Übertragung durch direkten Kontakt von Tier zu Tier möglich. Pilzerkrankungen sind aber in erster Linie Sekundärerkrankungen, das heißt Streß, unzureichende Ernährung, schlechte Haltungsbedingungen sowie andere Erkrankungen, die die Immunitätslage beeinflussen können, führen zu einer Abschwächung der Immunabwehr, sodaß sich die Pilze ansiedeln und vermehren können.

Bei einem sehr engen Kontakt kann eine Hautpilzerkrankung vom Meerschweinchen auf den Menschen übertragen werden. Besonders Kinder sind dabei gefährdet.

Klinische Symptome

Es bestehen runde bis ovale Hautveränderungen mit Rötung und Haarausfall. Schuppen- und Borkenbildung im fortgeschrittenen Stadium ist typisch für eine Hautpilzinfektion. Auch der wallartige Rand weist auf eine Pilzinfektion hin. Aufgrund des Juckreizes können durch Bekratzen der befallenen Hautpartien sekundär Vereiterungen der Haut auftreten. Der Tierarzt kann mit Hilfe einer speziellen Lampe (Ultraviolettes Licht, mit der sogenannten Wood'schen Lampe) eine Pilzinfektion leicht feststellen. In manchen Fällen muß aber eine Anzüchtung des Pilzes mit Hilfe eines Nährbodens durchgeführt werden, damit eine eindeutige Diagnose gemacht werden kann.

Behandlung:

Wichtigste Maßnahme ist das Scheren der Haare an den betroffenen Stellen. Durch das Scheren wird bereits ein Großteil des Pilzes und dessen Sporen entfernt. Baden Sie Ihr Meerschweinchen mit einem Pilzmittel (Tierarzt). Mehrmalige Wiederholungen sind notwendig. Der Meerschweinchen-Käfig muß bei so einer Badebehandlung vollkommen ausgeräumt und gereinigt werden. Die Fütterungs- und Haltungsbedingungen müssen verbessert werden. Auf eine gute Hygiene ist zu achten. Vitamin C mit dem Trinkwasser bzw. über eine ausgewogene Nahrung zuführen.

Homöopathische Behandlung:

- Sulfur D30 als Umstimmungsmittel bei allen Hautkrankheiten
- Psorinum D30 bei nässenden Ekzemen und Hautentzündungen
- Kreosotum D6 bei nässenden, borkigen Ekzemen mit widerlichem Geruch, das Allgemeinbefinden kann gestört sein.
- Mercurius solubilis D12 als Eitermittel bei Eiterungen
- Hepar sulfuris D6 als Eitermittel bei Eiterungen, Mercurius und Hepar sulfuris sollten nicht zusammen verwendet werden.

  Mehrmals täglich 5 Globuli verabreichen.

Bei jeder schweren Hauterkrankung sollte eine homöopathische Leber- und Nierenbehandlung erfolgen. Dies fördert die Ausscheidung der Giftstoffe aus dem Körper:

- Carduus marianus D2 als Lebermittel
- Berberis D4 als Nierenmittel

  einmal täglich je 5 Globuli verabreichen.

Besondere Hauterkrankungen

Hormonelle Alopezie (Haarlosigkeit)

Beschreibung

Unter einer Alopezie versteht man eine Haarlosigkeit, die natürlich aus den verschiedensten Gründen entstehen kann. Neben einer altersbedingten Haarlosigkeit können auch Fehlernährung wie Vitaminmangelzustände eine solche verursachen. Bei Zuchtmeerschweinchen kann gegen Ende der Trächtigkeit physiologisch bedingte Haarlosigkeit auftreten. Bei der hormonellen Alopezie liegen Störungen der Eierstöcke vor. Sehr häufig findet man Eierstockzysten, die hormonell aktiv sind. Diese Zysten produzieren zuviel Östrogen.

Klinische Symptome

Brillenartige Haarlosigkeit beidseits an den Flanken. Eine solche symmetrische Alopezie weist auf eine Erkrankung der Eierstöcke hin.

Behandlung:

In bestimmten Fällen wird diese Erkrankung nur durch ein Kastration (Entfernung der Eierstöcke) zu behandeln sein. Homöopathische Behandlung:

- ein Versuch, mit Hilfe der Homöopathie diese Eierstockzysten zu entfernen, lohnt sich immer,
- Aristolochia D6, mehrmals täglich 5 Globuli verabreichen,
- Ovarium comp. Ampullen (Fa. Heel): eine Ampulle zweimal pro Woche in das Trinkwasser geben.

Ballenabszesse (Pododermatitis)

Beschreibung

Bei dicken, trägen Meerschweinchen besonders häufig zu finden, besonders dann, wenn eine scharfkantige Einstreu verwendet wird. Durch kleinste Verletzungen an den Ballen der Füße werden kleine und kleinste Wunden erzeugt, die durch bakterielle Eitererreger infiziert werden können. Es entstehen eitrige, lokale Entzündungen mit Gewebszubildung (Granulationsgewebsgeschwüre). Durch die lokale Entzündung kommt es zu einer erheblichen Schwellung mit deutlicher Schmerzhaftigkeit. Häufig lahmen die Tiere an der betroffenen Extremität.

Behandlung:

Änderung der Haltungsbedingungen: keine harte Einstreu verwenden, die hygienischen Verhältnisse müssen verbessert werden (täglicher Wechsel der Einstreu).

Homöopathische Behandlung
- Hepar sulfuris D6
  eine Tablette täglich eingeben.
- auf eine ausreichende Versorgung mit Vitamin C achten
- regelmäßiges Kürzen der Krallen.

Lippengrind

Beschreibung

Es handelt sich dabei um eine eher seltener zu findende, bakterielle Entzündung der Lippen. Verursacht wird diese Erkrankung durch kleine Verletzungen an den Lippen mit sekundärer, bakterieller Besiedelung. Auch ein Mangel an Vitamin C soll das Auftreten dieser Krankheit fördern.

Klinische Symptome

Man findet borkige Auflagerungen, die zum Teil übelriechend sein können. Das Allgemeinbefinden ist zumeist gestört. Fieber sowie Störungen bei der Nahrungsaufnahme sowie Appetitlosigkeit kann beobachtet werden.

Behandlung:

Die borkigen Auflagerungen müssen mechanisch entfernt werden. Vitamin C mit dem Trinkwasser zuführen.

Homöopathische Behandlung
- Hepar sulfuris D6 als Eitermittel
- Echinacea angustifolia D12 zur Steigerung der körpereigenen Abwehr.
- Lachesis D12 wegen der zersetzenden, tiefgreifenden Entzündung mit Beteiligung von Bakterien.

Erkrankungen der Mundhöhle

Zahnfehlstellungen:

Beschreibung

Zahnfehlstellungen der Nagezähne kommen bei Meerschweinchen eher selten vor. Da die paarigen Nagezähne ständig nachwachsen, müssen sie abgeschliffen werden. Liegt eine Fehlstellung vor, dann ist das mechanische Abschleifen durch das Meerschweinchen nicht mehr möglich, sodaß die Zähne übermäßig lang werden. Auch die Backenzähne können durch eine Zahnfehlstellung, durch eine angeborene Kieferform-Anomalie sowie durch eine falsche Ernährung übermäßig anwachsen, wobei die Mahlzähne des Oberkiefers nach außen wachsen und die des Unterkiefers nach innen. Dadurch kommt es auch zu einer weiteren Störung der Kaubewegung. Diese verlängerten Zähne im Oberkiefer können die Mundschleimhaut verletzen und zu einer Mundschleimhautentzündung führen. Die verlängerten Backenzähne des Unterkiefers stören die Kautätigkeit und das Zungenspiel. Im Extremfall können diese Kauzähne so lang werden, daß sie zusammenwachsen und eine Brücke über der Zunge bilden.

Klinische Symptome

Die Tiere können nur mit großer Schwierigkeit Futter aufnehmen. Man findet unzerkautes Futter in der Mundhöhle. In der Regel wird ein vermehrter Speichelfluß beobachtet. Durch bakterielle Eitererreger kann die Entzündung sekundär vereitern und eine schwere, allgemeine Erkrankung auslösen. Besteht dieser Zustand schon über einen längeren Zeitraum, dann findet man stets diese Tiere in einem abgemagerten Zustand.

Behandlung:

Die Zähne müssen mechanisch gekürzt werden. Vor allem das Kürzen der Backenzähne ist schwierig und gehört in die Hand eines Tierarztes.

Homöopathische Behandlung
- Borax D4 bei Mundschleimhautentzündungen
- Belladonna D3 bei Mundschleimhautentzündungen
- Hepar sulfuris D6 bei einer eitrigen Entzündung - mehrmals täglich 5 Globuli zuführen
- Vitamin C-Zufuhr
- Kamillentee, Spülungen mit Käsepappeltee

Magen-Darmerkrankungen

Allgemeines

Da bei einem so kleinen Tier wie Meerschweinchen die diagnostischen Möglichkeiten sehr begrenzt sind, werden in diesem Kapitel Durchfall, Verstopfung und Blähsucht besprochen. Diese Erkrankungen sind durch eine gute Beobachtung des Tieres leicht zu erkennen.

Blähsucht (Tympanie)

Beschreibung

Meerschweinchen besitzen als Pflanzenfresser ein kompliziertes Verdauungssystem, damit sie imstande sind, die Nahrung so aufzuspalten, daß deren Inhaltsstoffe verwertet werden können. Für die Verdauung der pflanzlichen Zellulose sind spezielle Bakterien und einzellige Lebewesen von größter Bedeutung. Diese Zelluloseverdauung findet im Blinddarm statt, der bei den Meerschweinchen im Verhältnis zu anderen Tierarten viel größer ist. Jede Störung dieser Mikroben führt zu einer fehlerhaften Verdauung und einem rasanten Anwachsen vor allem der coliformen Keime, die diese spezielle Verdauung stark beeinträchtigen können. Man findet besonders dann Tympanien, wenn:
- das Meerschweichen mit Antibiotika behandelt wurde. Antibiotika kön-

nen nicht unterscheiden zwischen guten und schlechten Bakterien, sondern zerstören auch die lebenswichtige Mikrobenfauna im Blinddarm. Aus diesem Grund sollte der Einsatz eines Antibiotikums gründlich überlegt sein. Eine homöopathische Behandlung, die auf jeden Fall nebenwirkungsfrei ist, sollte einer solchen in bestimmten Fällen vorgezogen werden.

– man plötzliche Futterumstellungen durchführt. Besonders im Frühling muß man aufpassen, daß nicht zu viel frisches, rohfaserarmes Grünfutter dazugefüttert wird. Auch plötzliche Futterumstellungen können das Gleichgewicht zwischen den Mikroben empfindlich stören.

Klinische Symptome

Besonders auffällig ist ein aufgetriebener Bauch mit erheblichen Kolikschmerzen. Durch den geblähten Blinddarm kommt es auch zu einem Zwerchfellhochstand. Dadurch werden die Herztätigkeit sowie die Atmung stark behindert. Auffällig ist daher eine oberflächliche, sehr rasche Atmung. Durch Betasten des Bauches ist sehr rasch die Tympanie zu erkennen (praller Bauch, beim Draufklopfen mit dem Zeigefinger ist ein Ton wie bei einer Trommel zu hören).

Behandlung:

Die Behandlung einer Tympanie gehört in die Hand eines Tierarztes. Es muß sehr rasch ein krampflösendes Medikament injiziert werden , ansonsten besteht akute Lebensgefahr.

Nachbehandlung

Kamillen- und Pfefferminztee sowie rohfaserreiche Kost (z.B. Heu).

Homöopathische Behandlung

- Chelidonium D1
- Colocynthis D2
- Nux vomica D6

mehrmals täglich 5 Globull verabreichen.

Homöopathische Herzbehandlung

Cardiacum Tab. (Fa. Heel): Täglich eine Tablette.

Durchfallerkrankungen:

Beschreibung
Als Ursachen für Durchfallerkrankungen kommen in Frage:
- Bakterielle Durchfallerreger
- Virale Durchfallerkrankungen
- Endoparasiten
- Fütterungsfehler

Bakterielle Durchfallerkrankungen

Allgemeines

Bei den bakteriell bedingten Durchfallerkrankungen muß zwischen Faktorenerkrankungen und echten Infektionskrankheiten wie z.B. der Salmonelleninfektion unterschieden werden. Die meisten Durchfallerkrankungen entstehen durch eine Störung der sehr wichtigen Mikrobenfauna im Blinddarm durch Fütterungsfehler, durch verdorbenes Futter bzw. nach Antibiotikagaben (= Faktoren, die einen Durchfall infolge Störung der Verdauungstätigkeit auslösen können). Bei einer Salmonelleninfektion hingegen führt das Eindringen dieser Bakterien in den meisten Fällen zu einer Erkrankung. Meerschweinchen können sich durch Aufnahme von Kot anderer Tiere (z.B. Mäuse) oder durch verunreinigtes Futter infizieren. Bedeutsam ist die Verunreinigung des Futters durch Mäusekot.

Salmonelleninfektion

Klinische Symptome

Die Tiere sind apathisch. Appetitlosigkeit sowie Durchfälle sind typisch. Verläuft die Krankheit akut können die Tiere binnen weniger Stunden verenden. Bei langsamer Verlauf stellt sich zur Apathie, Freßunlust und Durchfall auch noch Abmagerung ein. Besonders gefährlich ist bei ständigem Durchfall der Flüssigkeitsverlust.

Behandlung:

Nur einwandfreies Futter verwenden. Achten Sie darauf, daß das Futter nicht verunreinigt werden kann.

Homöopathische Behandlung

- Aloe D6 bei heftigem Durchfall mit breiigem Kot; auffälliger Schleimabgang, der Durchfall erzeugt eine körperliche Schwäche, gelegentlich blutige Beimengungen.
- Antimonium crudum D6: Durchfall mit totaler Erschöpfung. Der Kot wird in kleinen Mengen abgesetzt, ist häufig schleimig und manchmal blutig, gelegentliches Erbrechen infolge einer Magenüberladung.
- Podophyllum D6: die Tiere zeigen einen sogenannten Hydrantenstuhl (der Kot schießt aus dem After wie Wasser aus einem Rohr). Der Bauch ist druckempfindlich.
- Phosphorus D12: der Kot wird in kleinen Mengen abgesetzt, er ist schmal wie ein Faden, das Meerschweinchen muß trotz des weichen Stuhles bei der Defäkation heftig pressen, der Stuhlabgang ist von einem brennenden Schmerz begleitet (typisch für Phosphorus).

Kräuterbehandlung

- Kamillentee
- Ringelblumentee
- Käsepappeltee

Bei chronischem Durchfall hat sich die Verabreichung von getrockneten Heidelbeeren gut bewährt.
Bei einer Durchfallerkrankung mit Apathie und Freßunlust immer eine homöopathische Herzbehandlung durchführen:

- Cardiacum Tab. (Fa. Heel): eine Tablette täglich.

bei starkem Flüssigkeitsverlust ist eine Flüssigkeitszufuhr mittels Infusion (Tierarzt) notwendig.

Colibacillose

Beschreibung

Der Erreger dieser Erkrankung ist das Bakterium Escherichia coli. Im

Darm des Meerschweinchens kommen normalerweise diese Bakterien kaum vor. Sie können sich nur bei einer empfindlichen Störung der Darmflora nach Antibiotikagaben sowie bei Futterumstellung, und bei Fütterungsfehlern massenhaft vermehren. Die Colibacillose ist daher eine Faktorenerkrankung.

Klinische Symptome

Starker, wäßriger Durchfall steht im Vordergrund. Weiters beobachtet man Apathie und Appetitlosigkeit. Es besteht die Gefahr eines Flüssigkeitsmangels in den Geweben (Austrocknung).

Behandlung:

siehe Salmonellenerkrankung

Tyzzer's Disease

Beschreibung

Als Erreger dieser Erkrankung kennt man das Bakterium „Bacillus piliformis“. In erster Linie findet man diese Erkrankung bei Mutter- und Jungtieren. Vor allem dann, wenn schlechte hygienische Verhältnisse vorliegen. Die Ansteckungszeit beträgt durchschnittlich zehn Tage.

Klinische Symptome

Bei älteren Tieren tritt Durchfall, Appetitlosigkeit und mattes, stumpfes Fell auf. Die Krankheit verläuft bei älteren Tieren chronisch langsam und schleichend. Bei Jungtieren hingegen kann diese Krankheit akut tödlich verlaufen, ohne jedoch besondere, klinische Symptome zu zeigen.

Behandlung:

siehe Salmonellenerkrankung

Rodentiose (Pseudotuberkulose)

Beschreibung

Als Erreger dieser Erkrankung kennt man „Yersinia pseudotuberculosis". Die Erkrankung ist vor allem bei wildlebenden Nagern aber auch bei Vögeln verbreitet. Die Infektion erfolgt durch verschmutztes Trinkwasser bzw. Futter. Diese Erkrankung ist insofern von Bedeutung, da sie auf den Menschen übertragbar ist (beim Menschen stehen fieberhafte Darmentzündungen mit starkem, wäßrigen bis blutigen Durchfall im Vordergrund).

Klinische Symptome

Man unterscheidet zwei Verlaufsformen:

- akute Erkrankung: Hier stehen Husten und Atemnot im Vordergrund. Durchfall tritt bei der akuten Verlaufsform nicht auf. Der Tod kann bei einem stürmische Verlauf dieser Krankheit innerhalb von 24 Stunden eintreten.
- chronische Erkrankung: bei der chronischen Erkrankung findet man hingegen Durchfall sowie Abmagerung. Besonders auffällig sind die geschwollenen Lymphknoten, die zur Abszeßbildung neigen. Brechen solche Abszesse auf, dann besteht eine hohe Ansteckungsgefahr für den Tierbesitzer.

Behandlung:

Geschwollene Lymphknoten mit gleichzeitigem Auftreten von Durchfall und einer allgemeinen Erkrankung weisen auf diese Krankheit hin. Bei einem derartigen Verdacht suchen Sie einen Tierarzt auf. Wird der Verdacht bestätigt, ist wegen der Ansteckungsgefahr für den Menschen die Euthanasie (Sterbehilfe) vorzuziehen.

Bei der Bekämpfung dieser Krankheit ist die Prophylaxe (Vorbeugung) von großer Bedeutung. Kein verschmutztes oder verdorbenes Futter verfüttern. Es sollte kein Kontakt mit wildlebenden Nagern, vor allem mit Mäusen, möglich sein. Die Nahrungsmittel sollen so gelagert werden, daß eine Verschmutzung mit Kot und Harn durch wildlebende Nager sowie mit Vögeln ausgeschlossen werden kann. Wie bei allen seuchenartigen Erkrankungen ist eine einwandfreie Hygiene unerläßlich. Schlechte Hygiene begünstigt das Auftreten vieler Erkrankungen.

Virale Durchfallerkrankungen

Allgemeines

Über spezifische, virale Durchfallerkrankungen ist derzeit bei Meerschweinchen noch nichts bekannt.

Durchfall infolge eines Endoparasitenbefalls

Beschreibung

Endoparasiten (im Inneren des Körpers vorkommende Parasiten) spielen als Durchfallerreger bei Meerschweinchen keine große Rolle. In der Regel handelt es sich dabei um Faktorenerkrankungen, das heißt, damit klinische Symptome auftreten, müssen Faktoren wie schlechte Ernährung, Streßsituationen andere Erkrankungen auftreten, die die Immunabwehr derart schwächen, daß sich diese Parasiten stark vermehren können. Häufig wird ein Endoparasitenbefall vom Tierbesitzer nicht bemerkt. Mit Hilfe einer Kotuntersuchung kann Ihr Tierarzt einen Endoparasitenbefall leicht feststellen.

Einzellige Parasiten

Beschreibung

Von den einzelligen Parasiten findet man gelegentlich bei den Meerschweinchen folgende Vertreter:

Trichomonaden
- Amöben (Entamoebia muris)
- Kokzidien

Diese Endoparasiten kann man auch bei klinisch gesunden Meerschweinchen vorfinden. Es besteht dabei ein Gleichgewicht zwischen den Parasiten und der Immunabwehr des Wirtes. Klinische Symptome findet man daher nur bei solchen Tieren, bei denen durch Schwächung der Immunabwehr infolge anderer Erkrankungen sich diese Parasiten stark vermehren können.

Klinische Symptome

Bei einer starken Vermehrung dieser Parasiten findet man wäßrigen bis blutigen Durchfall. Weiters Apathie, struppiges Haarkleid und Appetitlosigkeit. die Todesrate ist vor allem bei Jungtieren besonders hoch.

Behandlung:

Durch eine Kotuntersuchung kann der Tierarzt feststellen, ob und welche Parasiten vorliegen. Es müssen dann entsprechende Parasitenmittel verabreicht werden.
Homöopathische Behandlung wie bei Salmonellose.
Hygienische Verbesserungen durchführen. Solche Erkrankungen werden durch schlechte Haltungsbedingungen gefördert. Gleichzeitig mit einer Behandlung müssen die Käfige der Meerschweinchen gründlich gereinigt werden. Nur so können Neuinfektionen vermieden werden. Wasser- und Freßschalen müssen so aufgestellt werden, daß weder Wasser noch Futter mit Kot verunreinigt werden können.

Endoparasiten - Würmer

Beschreibung

Ein Wurmbefall spielt bei den Meerschweinchen eher eine untergeordnete Rolle. Nur bei schlechten Haltungsbedingungen, schlechter Hygiene sowie bei großer Besatzdichte können unter Umständen auch Würmer als Krankheitserreger Bedeutung erlangen. Der wichtigste Rundwurm bei den Meerschweinchen ist:

Oxyuren (Pfriemenschwänze)

Beschreibung

Es ist ein ca. 2 cm langer Wurm, der im Blinddarm der Meerschweinchen lebt. Seine Entwicklung verläuft direkt, das heißt, daß kein Zwischenwirt für seine Entwicklung erforderlich ist. Durch Abschlecken des Afters aufgrund eines Juckreizes bzw. durch Aufnahme von Wasser und

Futter, das mit Kot verunreinigt ist, kann eine Infektion mit Oxyureneiern stattfinden.

Klinische Symptome

Bei einem, starken Befall kann Durchfall, aber auch Abmagerung mit struppigem Haarkleid auftreten.

Behandlung:

Verabreichung eines Wurmmittels (Tierarzt).
Verbesserung der hygienischen Verhältnisse.

Homöopathische Behandlung

- Teucrium marum verum D2
- Abrotanum D2
  mehrmals täglich 5 Globuli eingeben
- Calcium carbonicum D200, 5 Globuli einmal pro Woche.

Fütterungsbedingte Durchfallerkrankungen

Beschreibung

Folgende Ursachen kommen in Betracht:

- Plötzliche Futterumstellungen können die Darmflora schädigen.
- Verdorbenes und verschimmeltes Futter, durch Getreideschädlinge verdorbenes Futter
- Einseitige Ernährung, zu energiereiche Körnerfütterung, ein Mangel an Rohfasern.
- Futtermittel, die Schadstoffe enthalten: z.B. Schädlingsbekämpfungsmittel, Düngemittel (z.B. Salat aus dem Glashaus).

Klinische Symptome

Es kommt zu Durchfall, aber auch unter Umständen zu Apathie, Appetitlosigkeit und bei chronischem Verlauf zu Abmagerung mit Störung des Wasserhaushaltes (Austrocknung), wodurch die Gefahr des Versagens der Nierenfunktion besteht.

Behandlung:

Nur einwandfreie Futtermittel verwenden. Verdorbenes Futter darf nicht gefüttert werden. Karotten und Salate der Saison verwenden (keine Glashausware verfüttern). Keine kohlartigen Gemüsesorten sowie grüne Bohnen verabreichen, denn dann besteht Kolikgefahr!

Achten Sie darauf, daß Ihr Meerschweinchen ausreichend rohfaserreiche Nahrung erhält (Heu von guter Qualität, Obst und Gemüse). Eine Getreidefütterung ist bei Meerschweinchen NICHT anzuraten, da es durch die hohe Energiezufuhr sehr rasch zu einer Gewichtszunahme kommen kann. In der eigenen Praxis wurde wiederholt bei Meerschweinchen und bei Kaninchen nach einer jahrelangen Getreidefütterung eine fettige Leberdegeneration beobachtet. Da bei einer fettigen Leberdegeneration zahlreiche Leberzellen zugrunde gehen, kann eine solche vorgeschädigte Leber ihre Aufgaben nicht mehr ordentlich erfüllen. Mit einer drastischen Lebenszeitverkürzung muß dann gerechnet werden.

Homöopathische Behandlung

- siehe Behandlung bei Salmonellose
- China D4, Abrotanum D3 bei chronischem Durchfall mit Abmagerung
- Okoubaka D2 bei Lebensmittelunverträglichkeit.

Kräuterbehandlung

- Kamillentee
- Ringelblumentee
- Pfefferminztee
- den Tee nur kurz überbrühen, abkühlen lassen und an Stelle des Trinkwassers anbieten
- bei chronischen Durchfällen getrocknete Heidelbeeren verfüttern.

Verstopfung (Obstipation)

Beschreibung

Verstopfungen kann man eher selten bei Meerschweinchen finden. Nur solche Meerschweinchen sind von dieser „Zivilisationskrankheit“ betroffen, die zu gut ernährt werden. Vor allem dann, wenn zu große Mengen an energiereicher Nahrung verfüttert wird. Da in der Regel bei der Heimtierhaltung die Meerschweinchen unter einem starken Bewegungsmangel leiden, kommt es durch die energiereiche Nahrung sehr rasch zu einer fettigen Leberdegeneration. Die Leber spielt bei der Produktion von Verdauungssäften eine wichtige Rolle, sodaß durch eine solche Lebererkrankung in Verbindung mit Bewegungsarmut eine Verdauungsstörung mit chronischer Verstopfung entstehen kann.

Klinische Symptome

Die Meerschweinchen setzen keinen Kot oder zuwenig Kot ab. Die Konsistenz des abgesetzten Kotes ist hart und trocken. Die Tiere müssen stark pressen, damit der Kot abgesetzt werden kann.

Behandlung:

Diätetische Maßnahmen: Kein Körnerfutter verabreichen, hingegen rohfaserreiche Kost bevorzugen (Heu, Gemüse, Obst).

Leinsamenschleim über das Trinkwasser verabreichen. Eine handvoll Leinsamen in einem Liter Wasser kurz aufkochen und ziehen lassen. Die Körner anschließend abseihen.

Geschroteten Leinsamen sowie Weizenkleie der Nahrung zusetzen.

Homöopathische Behandlung

- Graphites D6 bei trägen, fettleibigen Tieren
- Opium D200 bei trockener Verstopfung
- Alumina D4 bei trockener Verstopfung, es fehlt aber dabei jeglicher Stuhldrang
- Natrium muriaticum D30 bei trockener Verstopfung

mehrmals täglich 5 Globuli verabreichen

Erkrankungen der Atemwege

Allgemeines

Erkrankungen der Atemwege sind bei Meerschweinchen als Todesursache nach den Magen- Darmerkrankungen am häufigsten zu diagnostizieren. Schuld daran dürften die Haltungsbedingungen in den zentralgeheizten Wohnungen sein. Nicht nur, daß viele Wohnungen überheizt sind, ist darüberhinaus auch die relative Luftfeuchtigkeit in unseren Wohnungen viel zu niedrig (statt 40 - 60% oft nur 20% und weniger).

Prinzipiell können bei Meerschweinchen dieselben Erkrankungen des Atmungstraktes auftreten wie bei Menschen und anderen Säugetieren. Neben viral und bakteriell bedingten entzündlichen Erkrankungen von Luftröhre, Bronchien und Lunge können (wenn auch eher selten) allergische Erkrankungen vorkommen. Da bei einem derart kleinen Tier die Diagnosemöglichkeiten stark eingeschränkt sind, können Erkrankungen der einzelnen Abschnitte des Atmungstraktes beim lebenden Tier kaum festgestellt werden.

Welche Ursachen kommen für Erkrankungen des Atmungstraktes in Frage?

- virale Erreger
- bakterielle Erreger
- Pilzinfektionen
- parasitäre Erreger

Virale Erreger von Atmungstrakt-Erkrankungen

Die Viruspneumonie (viral bedingte Lungenentzündung)

Allgemeines

Der Erreger dieser Krankheit ist ein Adenovirus. Die Übertragung der Erkrankung erfolgt durch direkten Kontakt von Tier zu Tier. Daher spielt diese Krankheit bei Züchtern, in der Massentierhaltung sowie bei Zoohändlern oft eine große Rolle. Die Todesrate bei angesteckten Tieren ist sehr hoch.

Klinische Symptome

Im Vordergrund stehen Atmungsprobleme. Die Atmung ist erschwert. Das Meerschweinchen muß die Bauchpresse einsetzen, um atmen zu können. Daneben findet man Fieber, Appetitlosigkeit und bei einem langsamen Krankheitsverlauf auch Abmagerung und struppiges Haarkleid.

Behandlung:

In einer Massentierhaltung ist wegen der hohen Behandlungskosten eine Behandlung kaum möglich. Außerdem sind bei Massentierhaltungen auch häufig mangelhafte hygienische und stallklimatische Bedingungen vorhanden, wodurch eine Behandlung aussichtslos wird. Wenn eine derartige Erkrankung in einer Einzeltierhaltung auftritt (z.B. nach einem Ankauf eines Tieres, nach einem Aufenthalt in einem Tierheim), dann ist eine Behandlung möglich und sinnvoll.

Behandlung mit einem Paraimmunitätsinducer (Baypamun, Fa Bayer). Mit Hilfe des Baypamuns wird die körpereigene Abwehrkraft angeregt, sodaß die Viren durch diese körpereigene Abwehr vernichtet werden können. Baypamun ist aber ein Injektionspräparat und kann nur injiziert werden (Tierarzt).

Homöopathische Behandlung

- Echinacea angustifolia D12 zur Anregung der körpereigenen Abwehr.
- Belladonna D3 bei allen fiebrigen Erkrankungen, kein Anfangsmittel, Belladonna erst geben, wenn der Höhepunkt der Erkrankung bereits erreicht oder überschritten ist.
  mehrmals täglich 5 Globuli verabreichen
- Engystol (Fa. Heel): eine Ampulle täglich ins Trinkwasser.

Bei Infektionskrankheiten immer eine homöopathische Herzbehandlung durchführen:

- Cardiacum Tab. (Fa Heel): Eine Tablette täglich verabreichen.

Bei Meerschweinchen immer Vitamin C geben.

Zytomegalie-Virus-Infektion

Allgemeines

Der Erreger ist ein Herpes-Virus, das auch auf de Menschen übertragbar ist. Die Übertragung erfolgt von Tier zu Tier. Diese Erkrankung findet man bei Massentierhaltungen. Bei einem einzeln gehaltenen Tier spielt diese Krankheit keine Rolle. Beim Menschen können nach einer Infektion mit diesem Virus leichte Symptome von Seiten des Atmungstraktes (grippeähnliche Symptome) auftreten.

Klinische Symptome

Leichte Atembeschwerden mit Tränen- und Speichelfluß. Störungen des Allgemeinbefindens mit Appetitlosigkeit können beobachtet werden.

Behandlung:

siehe Viruspneumonie

Bakterielle Krankheitserreger

Allgemeines

Zu den bakteriellen Krankheitserregern des Atmungstraktes sind zu zählen:

- die Streptokokkeninfektion
- die Pasteurellose
- die Pseudotuberkulose (Rodentiose)
- die Tuberkulose (eher selten)

Weiters können fakultativ pathogene Krankheitserreger Erkrankungen im Bereich der Atmungsorgane hervorrufen. Unter fakultativ pathogenen Krankheitserreger versteht man Bakterien, die auch bei gesunden Tieren im Atmungstrakt vorkommen. Normalerweise bildet sich ein Gleichgewicht zwischen der Immunabwehr des Meerschweinchens und den Bakterien aus. Wird dieses Gleichgewicht gestört (Streß, schlechte Haltungsbedingungen, schlechte klimatische Haltungsbedingungen, andere Erkrankungen und so weiter), dann können sich diese Bakterien unter Umständen rasch vermehren und eine Entzündung auslösen. Zu den fakultativ pathogenen Bakterien zählt man verschiedene Strepto- und Staphylokokkenarten. Erkrankungen, die durch eine vorübergehende Immunschwäche ausgelöst werden, gehören zu den häufigsten Erkrankungen des Atmungstraktes.

Die Streptokokkeninfektion

Allgemeines

Als Erreger kommen zwei Streptokokkenarten (Streptokokkus pneumoniae und Streptokokkus zooepidemicus) in Frage. Die Übertragung erfolgt von Tier zu Tier, wobei häufig klinisch gesunde Tiere als mögliche Infektionsträger in Frage kommen. Die Streptokokkusinfektion ist auch deswegen von Bedeutung, weil sie unter schlechten hygienischen Verhältnissen auch auf den Menschen übertragbar ist. Beim Menschen kann unter ungünstigen Bedingungen eine Lungenentzündung entstehen.

Klinische Symptome

Fieber, Appetitlosigkeit, Schweratmigkeit, ausgelöst durch eine Lungenentzündung oder durch eine Bronchitis, häufig wird eine eitrige Bindehautentzündung beobachtet; die Tiere niesen oft, eher seltener findet man ein Schiefhalten des Kopfes durch eine Mittelohrentzündung, auch Abszeßbildung in der Lunge oder in der Leber kann beobachtet werden.

Behandlung:

siehe Seite 45 und 46

Die Pasteurellose

Allgemeines

Als Erreger dieser Erkrankung kennt man das Bakterium „Pasteurella multocida“. Es handelt sich auch bei dieser Krankheit um eine ansteckende Erkrankung. Die Ansteckung erfolgt über eine Tröpfcheninfektion beim Husten und beim Niesen. Die Pasteurellose ist eine wichtige Infektionskrankheit beim Kaninchen. Eine wichtige Infektionsquelle für Meerschweinchen ist daher das erkrankte Kaninchen bei einer gemeinsamen Heimtierhaltung. Solche Kaninchen müssen nicht unbedingt ausgeprägte klinische Symptome dieser Erkrankung zeigen. Sie können sogar klinisch unauffällig sein.

Klinische Symptome

In manchen Fällen kann die Erkrankung hoch akut verlaufen, sodaß ohne besondere klinische Symptome sehr rasch der Tod eintreten kann. In allen anderen Fällen findet man Störungen des Allgemeinbefindens wie Appetitlosigkeit, Apathie, auch Fieber, sowie eitrige Bindehautentzündung, Kurzatmigkeit infolge einer Lungenentzündung sowie auch Durchfall.

Behandlung:

siehe Seite 45 und 46

Die Pseudotuberkulose (Rodentiose)

Allgemeines

Als Erreger kennt man „Yersinia pseudotuberculosis". Diese Erkrankung kommt vor allem bei wildlebenden Nagern und Vögeln vor. Eine Übertragung auf Meerschweinchen erfolgt über verschmutztes und mit Kot dieser Tiere verunreinigtes Futter bzw. Trinkwasser. Die Rodentiose ist eine Krankheit, die auch auf den Menschen übertragbar ist.

Klinische Symptome

Verläuft diese Krankheit hochakut, dann tritt der Tod innerhalb kurzer Zeit ein, ohne daß besondere klinische Symptome zu beachten wären. Bei der langsam verlaufenden Krankheit findet man Abmagerung, Appetitlosigkeit, Fieber, Durchfall sowie Husten und Kurzatmigkeit infolge einer Lungenentzündung. Besonders typisch für diese Krankheit ist das Anschwellen der Lymphknoten, die dann vereitern. Brechen diese Lymphknotenabszesse auf, dann entleert sich ein übelriechender Eiter, der für Menschen und andere Tiere besonders pathogen ist.

Behandlung:

siehe Seite 45 und 46

Tuberkulose

Allgemeines

Die Tuberkulose ist eine den Menschen ansteckende Erkrankung. In einer Heimtierhaltung können aber Tuberkulose oder Pseudotuberkulose kaum auftreten. Meerschweinchen können von kranken Tierbesitzern mit Tuberkulose angesteckt werden und dadurch selbst Tuberkulose entwickeln.

Klinische Symptome

Die Tuberkulose ist eine langsam verlaufende Infektionskrankheit. Neben der Lunge, dem Hauptorgan der Erkrankung, können durch ein Ausstreuung über das Blutsystem aber auch viele andere Organe erkranken. Auffällig ist ein Befall der Lunge mit Husten und Kurzatmigkeit bzw. der Lymphknoten, die deutlich anschwellen und unter Umständen auch aufbrechen können. Bei der Tuberkulose findet man meist Fieber, Appetitlosigkeit und ein struppiges Haarkleid. Auffällig ist eine fortschreitende Abmagerung des Tieres.

Behandlung:

Besteht der Verdacht auf Tuberkulose oder Pseudotuberkulose (Rodentiose), dann sollte die Euthanasie (Sterbehilfe) vorgezogen werden (Tierarzt).

Bei allen Lungenerkrankungen müssen die hygienischen sowie die klimatischen Verhältnisse verbessert werden. Es sollte nicht möglich sein, daß Futter und Trinkwasser durch eigene Exkremente oder durch solche von wildlebenden Nagern oder auch von Wildvögeln verschmutzt werden können.

Bei einer schweren Erkrankung ist unter Umständen auch eine zusätzliche antibiotische Behandlung notwendig (Tierarzt).

Homöopathische Behandlung

- Aconitum D30: bei Beginn einer Erkrankung, Aconitum ist der Sturmhut = bei allen Erkrankungen, die stürmisch beginnen.
- Belladonna D30: ein Entzündungsmittel, das verabreicht wird, wenn der Höhepunkt der Krankheit bereits erreicht bzw. überschritten ist.
- Bryonia D4: bei allen Schleimhautentzündungen.

- Echinacea angustifolia D6 zur Steigerung der körpereigenen Abwehr.
- Engystol-N-Amp. (Fa. Heel): eine Ampulle täglich zur Steigerung der körpereigenen Abwehr.
- Hepar sulfuris D6, Mercurius solubilis D12 bei eitrigem Nasenausfluß, bei einer eitrigen Bindehautentzündung.

  Immer eine homöopathische Herzbehandlung durchführen mit Cardiacum Tab. (Fa. Heel): eine Tablette täglich
- Paraimmunitätsinducer: Bewährt sich bei allen Infektionskrankheiten zur Steigerung der körpereigenen Abwehr. Es handelt sich dabei um abgetötete Schafpockenviren, die beim Meerschweinchen keine Erkrankung erzeugen können, die aber imstande sind, die körpereigene Abwehr so zu mobilisieren, daß auch beim Meerschweinchen krankmachende Viren, Bakterien- und Tumorzellen bekämpft werden können. Es handelt sich dabei um Injektionspräparate wie z.B. Baypamun (Fa. Bayer). Wenden Sie sich an Ihren Tierarzt.
- Bei Meerschweinchen stets bei jeder Erkrankung Vitamin C über das Trinkwasser zuführen.

Pilzinfektionen des Atmungstraktes

Allgemeines

Pilzinfektionen des Atmungstraktes können als fakultativ pathogen angesehen werden. Eine solche Infektion ist in der Regel nur bei Immunschwäche möglich. Vor allem ist eine gute Qualität bei der Einstreu notwendig. Verdorbenes bzw. verschimmeltes Heu oder Stroh, wie es bei gepreßtem Heu vorkommen kann, ist für eine Einstreu nicht geeignet. Es können dabei massenweise Pilzsporen eingeatmet werden. Besonders gefürchtet ist eine Strahlenpilzinfektion, die ähnliche Symptome wie eine Tuberkulose hervorrufen kann.

Klinische Symptome

Deutliche Anzeichen einer erschwerten Atmung können beobachtet werden. Ein eitriger Nasenausfluß kann auftreten. Husten, Niesen und eine eitrige Bindehautentzündung können vorhanden sein. Bei einer eitrigen Bindehautentzündung können die Augenlider durch ein eitriges Sekret verklebt sein. Bei einer länger andauernden Erkrankung kommt es zu Apathie, Appetitlosigkeit, Abmagerung und struppigem Haarkleid.

Behandlung:

siehe Seite 45 und 46

Parasitär bedingte Erkrankungen des Atmungstraktes

Toxoplasmose

Allgemeines

Der Erreger ist ein einzelliger Parasit, „Toxoplasma gondii". Die Toxoplasmose ist eine bei Menschen und verschiedenen Tieren weltweit auftretende Infektionskrankheit. Der Erreger gehört zur Familie der einzelligen Parasiten (Protozoen). Der Endwirt dieser Krankheit ist die Katze. Eine Übertragung kann daher nur stattfinden, wenn neben einem Meerschweinchen auch Katzen gehalten werden. Beim Meerschweinchen stehen respiratorische Krankheitssymptome im Vordergrund. Ein großer Teil der infizierten Meerschweinchen zeigt aber klinisch zumeist überhaupt keine Symptome. Eine Übertragung dieser Erkrankung von Meerschweinchen auf den Menschen ist nicht möglich. Das Meerschweinchen selber kann sich auch nur unter schlechten hygienischen Verhältnissen bei einer Katze anstecken, da ansteckungsfähige Toxoplasmose-Oozysten über den Kot der Katze ausgeschieden werden. Infizierte Katzen scheiden aber nur kurze Zeit infektionsfähige Toxoplasmen mit dem Kot aus. Nur dann, wenn Futter, Einstreu oder Trinkwasser mit einem Katzenkot, der Toxoplasmen enthält, verunreinigt wird, kann eine solche Krankheit übertragen werden.

Klinische Symptome

Deutliche Anzeichen einer erschwerten Atmung können auftreten, es kommt häufig zu einem eitrigen Nasenausfluß, Husten und Niesen, darüberhinaus kann eine eitrige Bindehautentzündung beobachtet werden. Liegt eine solche Bindehautentzündung vor, dann sind die Augenlider durch das eitrige Sekret verklebt. Bei einer länger andauernden Erkrankung kommt es zu Apathie, Appetitlosigkeit, Abmagerung und zu einem struppigen Haarkleid.

Behandlung:

siehe Behandlung bei bakteriellen Erkrankungen des Atmungstraktes Seite 45 und 46

Erkrankungen des Herzens und des Kreislaufs

Allgemeines

Folgende Ursachen für Herzkrankheiten kommen in Betracht:

- Angeborene Mißbildungen, erworbene Herzerkrankungen (Herzklappenfehler, Stenosen, Herzinsuffizienz u.a.) - eher selten.
- Komplikationen im Zuge bakterieller oder viraler Erkrankungen: eher häufig, gefürchtet bei allen Infektionskrankheiten, bei Vergiftungen durch Giftaufnahme mit der Nahrung, aber auch bei internen Vergiftungen nach Verdauungsstörungen sowie nach bakteriellen Infekten (Bakterientoxine).
- Chronische, degenerative Erkrankungen innerer Organe, die durch einen verstärkten Blutrückstau zu einer erhöhten Herzbelastung führen können.
- Stoffwechselstörungen, chronische Erkrankungen der Leber und der Niere (Ausscheidung der Giftstoffe ist gestört).

Klinische Symptome

Atemnot in Verbindung mit einer leichten Blauverfärbung der Schleimhaut deutet auf eine Herzerkrankung hin. Eine solche Blauverfärbung läßt sich besonders gut am Nasenspiegel feststellen. Die Körpertemperatur solcher Tiere liegt zumeist unter der Norm (es besteht Untertemperatur). Diese Tiere fühlen sich kalt an.

Behandlung:

Prinzipiell schlägt der Autor bei jeder Erkrankung des Herzens und des Kreislaufes des Meerschweinchens eine homöopathische Behandlung vor. Cardiacum Tab. der Fa. Heel, eine Tablette täglich, haben sich bewährt.

Homöopathische Behandlung
bei einem Herzanfall und bei kreislaufbedingten Schwächezuständen:
- Crataegus D1
- Cactus Dl
- Veratrum album D3,
  mehrmals täglich 5 Globuli verabreichen; Achtung: bei der Eingabe keine Streßsituation für das Tier erzeugen, da es dadurch zu einem plötzlichen Herztod kommen kann!

Homöopathische Behandlung der Herzschwäche
- Kalium carbonicum D6
- Ammonium carbonicum D4
  mehrmals täglich 5 Globuli verabreichen

Homöopathische Behandlung der Herzinsuffizienz
(Blauverfärbung bei geringer Anstrengung):
- Convallaria majalis D3
- Ammi visnaga D3
  mehrmals täglich 5 Globuli eingeben.

Blutarmut (Anämie)

Allgemeines
Folgende Ursachen kommen für eine Anämie in Frage:
- starker Befall mit Endo- oder Ektoparasiten (Blutsauger), auch ein starker Zeckenbefall bei einer Freilandhaltung kann zu einer Blutarmut führen
- Blutungen nach Unfällen, Tumorblutungen
- nach Intoxikationen (Vergiftungen)
- nach bakteriellen oder viralen Infektionskrankheiten, durch Schädigung blutbildender Organe

- Lebererkrankungen (Störungen der Blutgerinnung), Knochenmarkserkrankungen (Störungen der Bildung der roten Blutkörperchen), aber auch bei Leukämie (eher selten).

Klinische Symptome

Die Schleimhäute sehen blaß aus, die Tiere wirken apathisch und kraftlos. Sie können auch eine erhöhte Atemfrequenz zeigen.

Behandlung:

Bekämpfung von Ekto- und Endoparasiten auch bei einem klinisch gesunden Meerschweinchen immer konsequent durchführen. Bei einer Freilandhaltung muß vor allem auf die Möglichkeit eines Zeckenbefalls geachtet werden.

Vitaminzufuhr über das Trinkwasser. Bei Anämien muß auch an eine Zufuhr von Vitamin K gedacht werden. Das Vitamin K spielt bei der Blutgerinnung eine wichtige Rolle.

Jede Blutung muß sofort gestillt werden.

Homöopathische Behandlung

- Natrium muriaticum D200: 5 Globuli einmal im Monat
- Ferrum phosphoricum D 12
- China D4: bei Erschöpfungszuständen, nach einem Blutverlust einmal täglich 5 Globuli verabreichen

Erkrankungen der Harn- und Geschlechtsorgane

Erkrankungen der Harnorgane

Allgemeines

Erkrankungen der Harnorgane sind bei Meerschweinchen eher selten anzutreffen. Wegen der eingeschränkten Diagnosefindung (Kleinheit der Tiere) ist es auch darüberhinaus sehr schwer, derartige Erkrankungen zu erkennen. Ein wichtiger Anhaltspunkt für eine Krankheit der Harnorgane ist eine Veränderung im Aussehen des Harns (blutig, trüb, schleimig). Mit den aus der Humanmedizin bekannten Teststreifen läßt sich der Harn leicht untersuchen. Dabei können u.a. rote Blutkörperchen (Erythrozyten) sowie weiße Blutkörperchen (Leukozyten) nachgewiesen werden. Ihr Tierarzt kann durch eine Blutabnahme feststellen, ob die Niere noch funktionstüchtig ist oder ob bereits ein Nierenschaden besteht.

Wie bei allen Säugetieren können natürlich auch beim Meerschweinchen Erkrankungen in allen Abschnitten der harnableitenden Organe auftreten:

Nieren: Nierenentzündungen – akute/chronische
Nierensteine: sehr selten
Blase: Blasenentzündungen – akute/chronische, Blasensteine

Klinische Symptome

Bei vielen Erkrankungen der Harnorgane, insbesondere bei chronischen Erkrankungen, kann vermehrter Durst beobachtet werden. Vermehrter Durst muß immer als ein mögliches Krankheitssymptom beachtet werden. Daraus resultiert ein vermehrter Harnabsatz. Bei einer Blasenentzündung bzw. bei Blasensteinen ist der Harnabsatz schmerzhaft. Weiters kann in der Regel auch ein verändertes Aussehen des Harns beobachtet werden: Eintrübung, eventuell blutig. Bei Blasensteinen findet man auch noch Harnabsatzbeschwerden sowie kolikartige Bauchschmerzen. Der Harn wird oft nur mühsam unter Einsatz der Bauchpresse abgesetzt. Die Tiere nehmen dabei eine gekrümmte Haltung ein. Der Harnabsatz ist schmerzhaft. Bei einem chronischen Verlauf der Erkrankung kann man Freßunlust, Abmagerung sowie ein struppiges Haarkleid beobachten. Bei einem andauernden Blutverlust kann auch Blutarmut (Anämie) festgestellt werden.

Behandlung:

Bei einem gestörte Allgemeinbefinden (Apathie, Freßunlust) kann auch eine vorübergehende, antibiotische Versorgung sowie eine Flüssigkeitszufuhr mittels subkutaner Infusion notwendig werden (Tierarzt).
Führen Sie stets eine homöopathische Herzbehandlung durch:
Cardiacum Tab. (Fa. Heel): eine Tablette täglich.

Homöopathische Behandlung

Niere:	Berberis D4
	Coccus cacti D4
Blase:	Sabal serrulatum D6
	Cantharis D4
Steinbildung:	Calcium carbonicum D12
	Berberis D4

Bei akutem Krankheitsbild mehrmals täglich 5 Globuli, bei einer chronischen Erkrankung einmal täglich 5 Globuli

Geschlechtsorgan-Erkrankungen

Erkrankungen der weiblichen Geschlechtsorgane

Gebärmutterentzündung

Beschreibung

Eine Gebärmutterentzündung wird durch Bakterien (Staphylokokken, Streptokokken, Proteus u.a.) hervorgerufen. Die Infektion erfolgt häufig während der Brunst oder nach einer Brunst über einen aufsteigenden Keimbefall durch den Gebärmutterhals. Wenn der Gebärmutterhals etwas geöffnet ist (Brunst, Geburt) ist eine Besiedelung der Gebärmutterschleimhaut mit Bakterien möglich. Liegt eine allgemeine Abwehrschwäche vor, dann können sich die eingedrungenen Bakterien massiv vermehren und eventuell eine eitrige Füllung der Gebärmutter hervorrufen. Neben einer eitrigen Gebärmutterentzündung kennen wir auch die nichteitrige oder schleimige.

Klinische Symptome

Das Allgemeinbefinden ist gestört. Apathie und Freßunlust liegen vor. Die Tiere trinken viel. Das Haarkleid ist struppig und wirkt unsauber. Die Tiere magern ab. Neben diesen allgemeinen Symptomen kann man (allerdings nicht immer) einen eitrigen Scheidenausfluß beobachten. Durch einen sanften Druck auf die Bauchwand kann man den eitrigen Scheidenausfluß verstärken. Aber Vorsicht bei jeder Manipulation! Die Gebärmutter kann bei einer ungeschickten Untersuchung zerreißen. Dabei würde sich der Gebärmutterinhalt in die Bauchhöhle ergießen.

Behandlung:

Bei jeder eitrigen Gebärmutterentzündung ist die sofortige, operative Entfernung der Gebärmutter und der Eierstöcke anzuraten (Tierarzt).

Homöopathische Behandlung

- Aristolochia D6: bei hormonellen Störungen der Eierstöcke
- Pulsatilla D6: durch dieses Mittel wird die Gebärmutterfüllung entleert
- Hepar sulfuris D6: bei eitrigen Entzündungen
- Mercurius solubis D12: bei eitrigen Entzündungen
- Lachesis D12: bei einem Intoxikationszustand
  mehrmals täglich 5 Globuli verabreichen.
- Führen Sie stets eine homöopathische Herzbehandlung durch: Cardiacum Tab. (Fa. Heel) – eine Tablette täglich
- Wichtig ist eine lebenslange homöopathische Nieren- und Lebertherapie:
  Carduus marianus D2 für die Leber
  Berberis D4 zur Nierenbehandlung.

Eierstockzysten

Beschreibung

Eierstockzysten kommen beim Meerschweinchen nicht so selten vor, oft aber ohne klinische Symptome hervorzurufen. Nur wenn diese Eierstockzysten hormonell aktiv sind, kann man deutliche klinische Symptome feststellen.

Klinische Symptome

Oft deutliche Umfangsvermehrung des Bauches. die beim Meerschweinchen relativ dicke Haut wird dünner. Es besteht ein symmetrischer Haarausfall am Rücken bzw. beiderseits an den Flanken. Dieser Haarausfall hat die Form einer Brille. Das Meerschweinchen wirkt aufgedunsen. Im Bereich der Unterhaut wird viel Fett eingelagert. Die Meerschweinchen sind faul und träge.

Behandlung:

Jüngere Meerschweinchen sollten kastriert werden (Entfernung der Gebärmutter mit den zystisch entarteten Eierstöcken) – Tierarzt.

Homöopathische Behandlung

- Ovarium comp. Ampullen (Fa. Heel): jeden zweiten Tag eine Ampulle ins Trinkwasser.
- Aristolochia D6
- Lachesis D12
- Apis mellifica D4
  mehrmals täglich 5 Globuli verabreichen.
- Stets eine homöopathische Leber- und Nierentherapie durchführen:
  Lycopodium D6 als Lebertherapie
  Berberis D4 als Nierentherapie.

Gesäugeentzündung

Beschreibung

Eine Gesäugeentzündung kommt in erster Linie bei Muttertieren vor. Durch die Milchkanäle der Zitzen können Entzündungsbakterien wie

Streptokokken, Staphylokokken u.a. in die Milchdrüse eindringen und eine Entzündung hervorrufen. Auch in diesem Fall spielt eine gewisse Abwehrschwäche für das Entstehen dieser Entzündung eine bedeutende Rolle. Unter Umständen kann sich auch ein Abszeß mit Gewebeeinschmelzung bilden.

Klinische Symptome

Das Allgemeinbefinden ist gestört, Apathie und Freßunlust liegen vor. Das Gesäuge zeigt die typischen Merkmale einer Entzündung: Schwellung und Rötung, das Gesäuge ist heiß und sehr schmerzempfindlich

Behandlung:

Homöopathische Behandlung eines Gesäugeabszesses:

- Liegt ein Abszeß vor, dann ist häufig eine chirurgische Spaltung notwendig. Unter Umständen kann man sich eine chirurgische Spaltung durch Verwendung bestimmter homöopathischer Medikamente ersparen.
- Hepar sulfuris D6: bei einem reifen Abszeß.
- Hepar sulfuris D4: wenn das Abszeß noch nicht reif ist, fördert die Reifung.
- Mercurius solubilis D12: bei einem reifen Abszeß
- Myristica sebifera D6: wird auch als „homöopathisches Messer" bezeichnet, weil es zum Aufbrechen des Abszesses führen kann, mehrmals täglich 5 Globuli verabreichen.

Homöopathische Behandlung einer Gesäugeentzündung:

- Belladonna D30
- Echinacea angustifolia D6
- Hepar sulfuris D6
  mehrmals täglich 5 Globuli verabreichen.
- Wärme mittels Wärmekissen zuführen. Auch feuchtwarme Umschläge fördern den Reifungs- und Heilungsprozeß.
- Bei einem gestörten Allgemeinbefinden kann auch eventuell eine antibiotische Versorgung sowie eine Flüssigkeitsersatztherapie mittels subkutaner Infusion notwendig werden (Tierarzt).

Erkrankungen der männlichen Geschlechtsorgane

Allgemeines

Derartige Erkrankungen sind äußerst selten anzutreffen. Erkrankungen der Prostata (Vorstehdrüse) sind völlig bedeutungslos. Gelegentlich können Erkrankungen der Hoden auftreten. Vor allem wegen der exponierten Lage der Hoden außerhalb des Körpers im Hodensack können Verletzungen und Hodenentzündungen infolge von Verletzungen vorkommen.

Hodenentzündungen, Verletzungen der Hoden

Klinische Symptome

Ein oder aber auch alle beide Hoden sind geschwollen und vor allem sehr schmerzhaft. Die Haut über den Hoden ist gerötet. Das Allgemeinbefinden kann gestört sein.

Behandlung:

Homöopathische Behandlung:

– Belladonna D30
– Arnica D4
mehrmals täglich 5 Globuli verabreichen.

Hodentumor

Beschreibung

Hodentumore kommen bei Meerschweinchen sehr selten vor. Sie sind auch für einen Laien wegen der einseitigen derben Hodenvergrößerung leicht zu erkennen. Im Gegensatz zu einer Entzündung fehlen im Anfangsstadium die Anzeichen der Entzündung, außerdem vergrößert sich der Tumor eher langsam, während die Schwellung bei Entzündungen sehr rasch größer wird.

Behandlung:

Bei jüngeren Meerschweinchen ist die Kastration vorzuziehen. Bei älteren Meerschweinchen sollte eine Euthanasie (Sterbehilfe) durchgeführt werden.

Erkrankungen des Skelettsystems

Frakturen und Luxationen

Allgemeines

Zu den häufigsten Erkrankungen des Skelettsystems gehören Knochenbrüche (Frakturen) und Ausrenkungen (Luxationen).

Solche Verletzungen sind aber eher selten anzutreffen. Spielgegenstände, wie etwa das Laufrad, können an derartigen Verletzungen schuld sein. So z.B. können die Beine während des Laufens zwischen beschädigte Speichen des Laufrades gelangen. Durch den Schwung des Rades können Ausrenkungen oder Brüche entstehen. Weiters kann es vorkommen, daß die Tiere Kindern aus den Händen fallen. Durch den Sturz aus einer solchen Höhe können ebenfalls Frakturen oder Luxationen auftreten.

Klinische Symptome

Bei Frakturen und/oder Luxationen kommt es zu einer abnormen Stellung der Gliedmaßen. Die Extremitäten sind abnorm beweglich. Bei Frakturen sind Krepitationsgeräusche (Geräusch, wenn gebrochene Knochen aneinander reiben) hörbar.

Behandlung:

Es sollte der Versuch einer Ruhigstellung gebrochenen Knochens gemacht werden. Eine Schienung des gebrochenen Knochens mit Gips oder ähnlichem Material ist oft sehr schwierig, da Meerschweinchen Nagetiere sind und es ihnen leicht möglich ist, das Schienungsmaterial, auch wenn es noch so hart ist, herunterzubeißen. Meerschweinchen tolerieren aber eine Gipsschiene eher als andere Nagetiere. Eine Gipsschiene während einer Dauer von zwei bis drei Wochen ist ausreichend. Fallweise ist aber eine mehrmalige Erneuerung der Gipsschiene notwendig.

Homöopathische Behandlung bei Frakturen

Mit Hilfe der Homöopathie kann man den Heilungsprozeß des gebrochenen Knochens fördern.

- Symphytum D3
- Calcium phosphoricum D6

  einmal täglich 5 Globuli verabreichen.

Homöopathische Behandlung nach Verrenkungen

- Arnica D3
- Symphytum D3

  mehrmals täglich 5 Globuli verabreichen.

Rachitis

Allgemeines

Rachitis ist eine Krankheit der jugendlichen Meerschweinchen. Bei der Rachitis handelt es sich um eine Knochenentwicklungsstörung, die durch einen Vitamin D- oder Kalziummangel entstehen kann. Das Vitamin D ist für die Aufnahme von Kalzium aus dem Darm verantwortlich. Bei einem Mangel an Vitamin D kommt es zu einer herabgesetzten Aufnahme von Kalzium. Das hat zur Folge, daß zuwenig Kalzium in den Knochen abgelagert wird. Die Knochen werden durch den Kalziummangel weicher und beginnen sich durch das Körpergewicht zu verformen. Rachitis ist bei Meerschweinchen eine äußerst seltene Erkrankung. Man kann sie nur unter extrem schlechten Haltungsbedingungen, wie z.B. Haltung in völliger Dunkelheit, vorfinden. Neben dem Vitamin D spielt ein Mangel an Sonnenlicht auch eine Rolle in der Entstehung dieser Krankheit.

Behandlung:

- Verbesserung der Haltungsbedingungen: genügend Sonnenlicht, ausgewogene, meerschweinchengerechte Ernährung
- Vitamin D3-Tropfen ins Trinkwasser (Oleovit D3): ein Tropfen täglich.

Homöopathische Behandlung

- Calcium phosphoricum D6
- Calcium carbonicum D6

  einmal täglich 5 Globuli

Vitamin C-Mangel-Syndrom

Allgemeines

Meerschweinchen sind einige der wenigen Säugetierarten, die kein Vitamin C selbst herstellen können. Sie sind wie der Mensch an eine externe Zufuhr von Vitamin C gebunden. Vitamin C findet man vor allem im Obst sowie im rohen Gemüse. Bei einer ausgewogenen Ernährung und bei guten Haltungsbedingungen wird man daher kaum einen Vitamin C-Mangel vorfinden.

Klinische Symptome

Betroffen sind in erster Linie Jungtiere, bei denen Blutungen in der Muskulatur auftreten können. Aufgrund dieser Blutungen kann es zu Bewegungsstörungen kommen. Weiters werden auch Spontanfrakturen (Knochenbrüche, die ohne Gewaltanwendung entstehen) beobachtet. Solche Frakturen zeigen dann eine schlechte Heilungstendenz. Auch Zahnfleischblutungen sowie eine allgemeine Infektanfälligkeit sind zu bemerken.

Behandlung:

- Verbesserung der Haltungsbedingungen
- auf eine ausgewogene Fütterung achten, viel Obst und Gemüse verfüttern
- Vitamin C über das Trinkwasser zuführen

Abschnürungsnekrosen an den Extremitäten

Beschreibung

Abschnürungsnekrosen werden in der tierärztlichen Praxis immer wieder beobachtet. Schuld daran sind gesponnene Watte, aber auch Fäden sowie Heu- und Strohhalme. Wenn sich ein solcher Faden durch die Bewegungen des Tieres um einen Fuß wickelt, kann unter ungünstigen Umständen der Fuß derart abgeschnürt werden, daß er nekrotisch wird und abfällt.

Klinische Symptome

Lahmheit bei geschwollener Extremität mit bläulicher Hautverfärbung. Es besteht eine hochgradige Schmerzhaftigkeit des betroffenen Fußes.

Behandlung:

- Sofortige, sorgfältige und möglichst schonende Entfernung des Fadens mit einer Schere.
- Baden des Fußes in lauwarmem Kamillentee.

Homöopathische Behandlung

- Arnica D3
- Secale cornutum D4

mehrmals täglich 5 Globuli eingeben.

Vergiftungen und Tumore

Vergiftungen

Allgemeines

Vergiftungen kommen bei Meerschweinchen selten vor. Dabei spielen in der Regel klassische Gifte, wie sie bei anderen Säugetieren vorkommen (wegen der Käfighaltung), kaum eine Rolle. Nur bei freilebenden Meerschweinchen-Herden sind natürlich auch Vergiftungen möglich.

Welche Vergiftungsursachen sind möglich

- Schädlingsbekämpfungsmittel, Düngemittel: ungewaschener Salat, Äpfel und anderes Obst; Glashausware.
- Medikamente: verschiedene Medikamente werden von Meerschweinchen nicht gut vertragen; ein ständiger Vitamin D-Überschuß kann zu einer Organverkalkung führen. (Daher nie eine chemische Vitaminzufuhr durchführen, außer sie ist medizinisch angezeigt. Die beste Vitaminzufuhr ist über eine ausgewogene Ernährung mit Obst und rohem Gemüse gewährleistet.)
- Empfindlichkeit gegenüber Ektoparasitenmitteln
- Verdorbene und verschimmelte Futtermittel
- Pflanzliche Gifte (Giftpflanzen)

Klinische Symptome

Die Krankheitssymptome sind meist nur allgemeiner Natur, das heißt aus den Krankheitserscheinungen läßt sich nicht eine Diagnose Vergiftung stellen bzw. auf eine bestimmte Art der Vergiftung schließen. Vielmehr sollte man auf den zeitlichen Zusammenhang einer bestimmten Fütterung oder einer Ektoparasitenbekämpfung und dem Auftreten von Krankheitssymptomen achten. Es kommt meist zur Apathie, Freßunlust, in weiterer Folge zur Abmagerung mit struppigem Haarkleid. Durch die gestörte Immunabwehr kann es zu sekundären Infektionen kommen. Oft kann man daher eine eitrige Bindehautentzündung beobachten.

Behandlung:

- Vergiftungsmöglichkeiten durch sorgfältiges Waschen der Nahrungsmittel vermeiden. Keine sichtbar verdorbenen oder verschimmelten Futtermittel verwenden.
- Vitamin C Zufuhr über das Trinkwasser, um die Immunitätslage zu verbessern.
- Eine eventuell auftretende, eitrige Bindehautentzündung sollte mit einer antibiotischen Augensalbe behandelt werden.
- Bei einem gestörten Allgemeinbefinden (Apathie, Freßunlust) kann zur Entlastung der Niere eine Flüssigkeitszufuhr mittels subkutaner Infusion notwendig werden (Tierarzt).
- Führen Sie stets eine homöopathische Herzbehandlung durch: Cardiacum Tab. (Fa. Heel): eine Tablette täglich.

Homöopathische Behandlung

- Carduus marianus D2 und Lycopodium D6 zur Leberentgiftung
- Berberis D4 zur Nierenunterstützung
  einmal täglich 5 Globuli

Tumore

Allgemeines

Tumore sind bei Meerschweinchen nicht sehr häufig anzutreffen. Es kommen sowohl gutartige als auch bösartige Tumore vor. Durch die Form und das Aussehen eines Tumors kann aber nicht mit Sicherheit auf Gut- oder Bösartigkeit geschlossen werden. Eine derartige Unterscheidung ist nur durch eine histologische Untersuchung möglich. Tumore findet man bei den Meerschweinchen am häufigsten in der Brustdrüse sowie in der Haut. Alle anderen Tumore sind viel seltener zu beobachten. Sie sind aber auch viel schwieriger festzustellen. Grundsätzlich kann aber jedes körperliche Gewebe tumorös entarten.

Klinische Symptome

Tumore sind durch eine abnorme Umfangsvermehrung gekennzeichnet. Auch gutartige Tumore können ab einer gewissen Größe Beschwerden hervorrufen bzw. zu erheblichen funktionellen Störungen führen. Durch bakterielle Sekundärerreger können Tumore auch vereitern.

Behandlung:

- In vielen Fällen wird die Euthanasie (Sterbehilfe) notwendig sein. Vor allem bei älteren Tieren ist eine Behandlung meist nicht vertretbar.
- Haut- und Brusttumore sind einer chirurgischen Behandlung gut zugänglich, sodaß solche Tumore immer mit einem sehr guten Behandlungserfolg beseitigt werden können.
- Eine homöopathische Behandlung muß lebenslang erfolgen.
  Die Medikamente werden über das Trinkwasser zugeführt.

Homöopathische Behandlung

Tumore allgemein:
- Arsenicum album D6
- Carbo animalis D4
- Thuja D4
  einmal täglich 5 Globuli
- Ney Tumorin (Fa. Vitorgan): 5 Tropfen täglich

Brusttumore
- Scrophullaria nodosa D6
- Conium D6
- Ney Tumorin-Tropfen
- Führen Sie stets eine homöopathische Herzbehandlung (Cardiacum Tab.: eine Tablette täglich) sowie eine Nieren- und Leberbehandlung durch (Berberis D4 sowie Carduus marianus D2: je 5 Globuli täglich).

Wichtige Infektionskrankheiten

Allgemeines

Folgende wichtige Infektionskrankheiten sind beim Meerschweinchen bekannt:

- Die Viruspneumonie (siehe Erkrankungen des Atmungstraktes).
- Zytomegalie-Virus-Infektion (siehe Erkrankungen des Atmungstraktes).
- Streptokokkeninfektion (siehe Erkrankungen des Atmungstraktes)
- Pasteurellose (siehe Erkrankungen des Atmungstraktes)
- Rodentiose-Pseudotuberkulose (siehe Erkrankungen des Atmungs- und des Verdauungstraktes).
- Salmonellose (siehe Erkrankungen des Verdauungstraktes).
- Tyzzer's Disease (siehe Erkrankungen des Verdauungstraktes)
- LCM-Lymphozytäre Choriomeningitis.
- Die Meerschweinchenlähmung

LCM - Lymphozytäre Choriomeningitis

Allgemeines

Diese Krankheit ist insoferne von großer Bedeutung, da sie auf den Menschen übertragbar ist. Sie verläuft beim Menschen unter grippeähnlichen Symptomen, in schweren Fällen unter dem Krankheitsbild einer Gehirnhautentzündung. Die LCM kommt aber beim Meerschweinchen eher selten vor. Wesentlich häufiger ist sie bei Mäusen und Hamstern anzutreffen. Die Übertragung erfolgt durch den Biß infizierter Tiere, aber auch durch eine Schmierinfektion und durch eine Tröpfcheninfektion über die Luftwege. Die LCM kommt in erster Linie bei freilebenden Mäusen vor. Sie stellen bei schlechten hygienischen Bedingungen die Hauptansteckungsquelle für die Meerschweinchen dar.

Klinische Symptome

In erster Linie sind Jungtiere betroffen. Bei den meisten Meerschweinchen verläuft die Krankheit eher symptomlos. Selten kommt es zu einer

Lungenerkrankung mit erschwerter Atmung sowie zu einer eitrigen Bindehautentzündung.

Behandlung:

- Verbessern Sie die hygienischen Verhältnisse so, daß eine Infektion durch wildlebende Mäuse ausgeschlossen werden kann.
- Besteht der Verdacht einer LCM, so sollte wegen der möglichen Übertragung auf den Menschen die Euthanasie vorgezogen werden.

Die Meerschweinchenlähmung

Allgemeines

Es handelt sich bei der Meerschweinchenlähmung um eine ansteckende Gehirn- und Rückenmarksentzündung. Als Ursache wird ein Virus angenommen. Der Erreger ist derzeit aber noch nicht bekannt.

Klinische Symptome

Neben allgemeinen Krankheitssymptomen wie Fieber, Appetitlosigkeit, Mattigkeit und struppigem Fell kommt es zu einer teilweisen bis vollständigen Lähmung vor allem der Hinterextremitäten. Die natürliche Todesrate ist bei dieser Erkrankung sehr hoch.

Behandlung:

- Wenn bereits Lähmungserscheinungen aufgetreten sind, ist eine Behandlung nicht mehr sehr sinnvoll. Die Euthanasie (Sterbehilfe) ist aus diesem Grund vorzuziehen.
- Im Anfangsstadium kann eine Behandlung versucht werden: Vitamin C und Vitamin B-Komplex über das Trinkwasser verabreichen.

Homöopathische Behandlung

- Hypericum D3
- Plumbum metallicum D6 gegen Nervenschäden
- Belladonna D30

  mehrmals täglich 5 Globuli verabreichen
- Ney Troph-Tropfen (Fa. Vitorgan): 5 Tropfen täglich

- Bei allen Virusinfektionen bewährt sich ein Paraimmunitätsinducer (Fa. Bayer: Baypamun) – Tierarzt.
- Zur Steigerung der körpereigenen Abwehr:
  Engystol (Fa. Heel): eine Ampulle täglich ins Trinkwasser
  Echinacea angustifolia D12: mehrmals täglich 5 Globuli

Arzneimittellehre homöopathischer Arzneimittel

Abrotanum (Eberraute)

Arzneimittelbild: Ist ein sehr gutes homöopathisches Heilmittel bei Marasmus (=verwelken), d.h. bei abnehmender Lebenskraft, allgemeiner Schwäche, auch bei Altersschwäche

Leitsymptome:
- Altersschwäche
- Schwäche nach Erkrankungen
- welkender Lebensmut
- aufgetriebener Bauch, Wechsel von Durchfall und Verstopfung
- Spulwurmbefall

Potenz: D3

Modalität: *Besser:* Bewegung
Schlechter: kalte Luft

Aconitum (Sturmhut)

Arzneimittelbild: Aconitum ist ein Arzneimittel für den Beginn einer Erkrankung. Die Krankheit nimmt einen schnellen Verlauf und setzt plötzlich mit hohem Fieber ein.

Leitsymptome:
- plötzlich einsetzendes Fieber
- viel Durst
- Unruhe
- Herzjagen, voller pochender Puls

Potenz: D12

Modalität: *Besser:* frische Luft
Schlechter: nachts

Aloe (Aloe perryi – Liliengewächs, Afrika, Indien)

Arzneimittelbild: Ein sehr gutes Mittel zur Wiederherstellung eines Körpergleichgewichts nach Behandlung mit Medikamenten und Krankheiten

Leitsymptome:
- Stuhldrang mit Durchfall
- Schleimabgang beim Stuhl
- schmerzhafter Kotabsatz
- brennende Afterschmerzen

Potenz: D6

Modalität: *Besser:* in kalter Luft
Schlechter: morgens, Hitze, heißes, trockenes Wetter

Alumina (Tonerde)

Arzneimittelbild: Ein besonderes Kennzeichen dieses Mittels ist die Trockenheit der Schleimhaut und der Haut.

Leitsymptome:
- Verstopfung mit trockenen Stühlen
- kein Stuhldrang
- chron. Schleimhautkatarrhe

Potenz: D6

Ammi visnaga (Zahnstocher-Ammei)

Arzneimittelbild: Wirkt auf die Herzdurchblutung sowie auf die Bronchien und die glatte Muskulatur der inneren Organe.

Leitsymptome:
- spastische Zustände der inneren Organe
- Herzdurchblutungsstörungen
- Koliken der Gallen- und Harnwege.

Potenz: D6

Modalität: –

Ammonium carbonicum (Hirschkornsalz)

Arzneimittelbild: Bei fettleibigen, trägen Tieren

Leitsymptome:
- die Schleimhäute der Atemwege sind besonders betroffen, neigt zu Erkältungen
- Herzschwäche mit Erstickungsanfällen
- Harnvergiftung (Urämie)
- verschmutzte Körperöffnungen

Potenz: D4

Modalität: *Besser:* trockenes Wetter
Schlechter: abends, Nässe und Kalte

Antimonium crudum (Grauspießglanzerz)

Arzneimittelbild: Ein wichtiges Mittel bei chronischen Erkrankungen des Magen-Darm-Traktes. Auffällig ist eine weiße, dick belegte Zunge.

Leitsymptome:
- Nase aufgesprungen und bedeckt mit Krusten

– rissige Mundwinkel
– Zunge dick, weiß belegt
– Durchfall wechselt mit Verstopfung

Potenz: D6

Modalität: *Besser:* im Freien, in Ruhe, feuchte Räume
Schlechter: abends, Hitze, nasse Umschläge

Apis mellifica (Honigbiene)

Arzneimittelbild: Die charakteristischen Symptome nach einem Bienenstich sind das Arzneimittelbild: Ödeme und schmerzhafte Schwellungen der Haut und der Schleimhäute. Dabei handelt es sich um ein akutes Krankheitsbild.

Leitsymptome:
– Ödeme im Bereich der Augenlider
– Geschwollene Mandeln, Halsentzündung sowie ödematöse Anschwellung.
– wäßriger Durchfall
– Brennen und Schmerzhaftigkeit beim Urinieren
– geschwollene Beine

Potenz: D6

Modalität: *Besser:* im Freien, Kälte
Schlechter: Hitze, Berührung, in geschlossenen Räumen

Aristolochia (Osterluzei)

Arzneimittelbild: Steht in Beziehung zu den weiblichen Geschlechtsorganen, aber auch zum Magen-Darm-Trakt und zur Haut.

Leitsymptome: – katarrhalische Entzündung im Magen-Darm-Trakt
– Störungen im Bereich des Eierstocks
– Störungen im Bereich der Hirnanhangdrüse
– Eileiterentzündung mit Ausfluß

Potenz: D6

Modalität: *Besser:* nach Ausfluß, Bewegung, frische Luft, Wärme
Schlechter: Kälte

Arnica (Bergwohlverleih)

Arzneimittelbild: Die Verwendung von Arnica als Mittel gegen Verletzungen war schon Römern und Griechen bekannt. Es wird in der Homöopathie nach Unfällen verwendet. Arnica wird sowohl bei allen frischen, wie auch bei verschleppten Verletzungen verwendet. Sowohl bei offenen Wunden als auch bei unverletzter Haut kann Arnica angewendet werden.

Leitsymptome: – Zerschlagenheit
– Wundschmerzen am ganzen Körper
– der Patient will nicht berührt werden, schreit sofort auf
– der Patient ist erschöpft, matt und müde
– Heimtiere sind teilnahmslos

Potenz: bei frischen Verletzungen: D3 – D6 in kurzen Abständen
bei verschleppten Verletzungen: D12 – D30

Modalität: *Besser:* –
Schlechter: Bewegung

Arsenicum album (Weißes Arsen)

<u>*Arzneimittelbild:*</u> Arsenicum album wirkt auf alle Organe des Körpers und auf den gesamten Stoffwechsel, der durch Arsenicum album angeregt wird. Es steht an der Spitze der Mittel, welche die Empfindung „Brennen“ bei Krankheiten aufweisen. Der Kranke gleicht einer Zimmerpflanze, die zu wenig Wasser bekommen hat. Arsenicum album wird bei allen Krankheiten eingesetzt, die mit einem schnellen Kräfteverfall einhergehen. Arsenicum album sollte nie zu Beginn einer Krankheit eingesetzt werden, sondern erst bei beginnendem Kräfteverfall.

<u>*Leitsymptome:*</u>

- starker Kräfteverfall, Schwäche und Erschöpfung
- brennende Schmerzen
- viel Durst, trinkt häufig, aber nur kleine Schlucke
- Unruhe mit Angst und Todesfurcht
- trockene Mundschleimhaut

<u>*Potenz:*</u> D4 – D12, je nach Schwere der Erkrankung (bei schwerer Krankheit: D12)

<u>*Modalität:*</u>
Besser: Wärme
Schlechter: Kälte, Ruhe, nach Mitternacht

Belladonna (Tollkirsche)

<u>*Arzneimittelbild:*</u> Belladonna ist ein Mittel gegen Entzündungen (einsetzbar bei allen Organen) aller Art. Belladonna kann nur während der Krankheitskrise eingesetzt werden. Vor und nach der Krise hat es keine Wirkung. Krise bedeutet, daß die Krankheit auf ihrem Höhepunkt ist. Belladonna ist ein gutes Folgemittel von Aconitum, sollte jedoch mit Aconitum nicht gemeinsam verabreicht wer-

den. Belladonna läßt sich sehr gut mit Lachesis kombinieren bzw. im stündlichen Wechsel mit Bryonia. Belladonna soll nie während des gesamten Krankheitsverlaufes genommen werden. Ist die Krise der Krankheit überwunden, dann muß man Belladonna absetzen.

Leitsymptome:
- Krankheiten treten plötzlich auf „Wie aus heiterem Himmel“
- Fieber mit heißem Kopf
- trockene Schleimhaut
- empfindlich auf alle äußeren Einflüsse

Potenz: D3 – D6

Modalität: *Besser:* Wärme
Schlechter: Kälte, Aufregung, Bewegung

Berberis vulgaris (Sauerdorn)

Arzneimittelbild: Berberis Vulgaris ist ein Nierenmittel, in Verbindung mit Nierensteinbildungen. Durch die gestörte Ausscheidung von harnpflichtigen Substanzen entwickeln sich mit der Zeit rheumatische Beschwerden, wobei viele Gelenke betroffen sein können. Die Haut erkrankt an juckenden Dermatosen (Hautkrankheiten). Auch Mykosen (Hautpilze) können auftreten.

Leitsymptome:
- Wechsel der Symptome
  Verstopfung wechselt mit Durchfall
  Durst mit Durstlosigkeit
  Hunger mit Appetitlosigkeit
- häufig ist die linke Seite mehr betroffen

Potenz: D4

Modalität: *Besser:* Liegen, Ruhe Wärme
Schlechter: Bewegung, Stehen

Borax (Natriumtetraborat)

Arzneimittelbild: Borax wirkt hauptsächlich auf die Schleimhäute des oberen Verdauungstraktes.

Leitsymptome:
- Geschwüre und Entzündungen in der Mundhöhle
- Nahrung und Trinkwasser wird nur sehr vorsichtig aufgenommen
- Speichelfluß

Potenz: D3 – D6

Bryonia alba (Zaunrübe)

Arzneimittelbild: Die Hauptwirkung von Bryonia alba richtet sich in erster Linie auf die serösen (serös = ein serumähnliches Sekret absondernd) Häute des Bewegungsapparates (Sehnenscheiden, Schleimbeutel, Gelenksschleimhäute, aber auch Brustfell und Bauchfell). Das wichtigste Leitsymptom für Bryonia ist die Verschlechterung bei der Bewegung.

Leitsymptome:
- Rheumatische Erkrankungen. Gelenke sind heiß, rot und berührungsempfindlich.
- akute Polyarthritis (Gelenksentzündung vieler Gelenke)
- stechende Schmerzen
- großer Durst
- die rechte Seite ist häufiger betroffen
- die Entzündung der oberen Luftwege, der Lunge und des Brustfells

Potenz: D4

Modalität: *Besser:* Ruhe, Druck, Kälte, Liegen auf der schmerzhaften Seite
Schlechter: jede Bewegung, Wärme

Cactus (Königin der Nacht)

Arzneimittelbild: Cactus hat eine hervorragende Wirkung auf Herz und Kreislauf. Es wird bei allen Herz- und Kreislaufstörungen, vor allem nach Infektionskrankheiten, eingesetzt.

Leitsymptome:
- Tiere zeigen starke Unruhe mit Todesangst
- Neigung zu Blutungen (Nase, After, Harn)
- die Symptome treten periodisch auf

Potenz: D2 – D3

Modalität: *Besser:* Ruhe, frische Luft, stehen auf allen 4 Gliedmaßen
Schlechter: Bewegung, Anstrengung, Liegen auf der linken Seite

Calcium carbonicum (Kohlensaurer Kalk)

Arzneimittelbild: Ist ein wichtiges Heilmittel bei Stoffwechselerkrankungen. Der Stoffwechsel ist verzögert, vor allem bei den Hormondrüsen, Haut und Knochen.

Leitsymptome:
- Fettleibigkeit mit Knochenerkrankungen
- Osteomalazie durch eine Dysfunktion der Nebenschilddrüse
- Anfällig für Krankheiten
- Schmerzen in den Extremitäten

Potenz: D6

Modalität: *Besser:* trockenes Wetter,
Sitzen auf der schmerzhaften Seite
Schlechter: Anstrengung, Kälte, Wasser,
feuchtes Wetter

Calcium phosphoricum (Calziumphosphat)

Arzneimittelbild: Calcium phos. ist eines der wichtigsten Gewebemittel. Vor allem nach Knochenbrüchen fördert es die Kallusbildung.

Leitsymptome:
- Kopfschmerzen
- Knochenbrüche
- schlechte Kallusbildung
- Knochenmarkserkrankungen, Anämie

Potenz: D6

Modalität: *Besser:* –
Schlechter: bei jeder Wetteränderung

Carbo animalis (Tierkohle)

Arzneimittelbild: Wirkt auf die Schleimhaut des Magen-Darm-Kanals sowie bei Tumorbildung.

Leitsymptome:
- bei Drüsentumoren sowie bei Tumoren allgemein
- Magenentzündung und Blähsucht
- Zahnfleischblutung

Potenz: D6

Modalität: *Besser:* frische Luft
Schlechter: abends, nachts

Carduus marianus (Mariendistel)

Arzneimittelbild: Ist ein sehr gutes Lebermittel. Bei allen Lebererkrankungen wie Gelbsucht, Leberentzündungen, Leberzirrhose sowie Stauungszustände, die durch eine Lebererkrankung entstehen.

Leitsymptome:
- Übelkeit, Erbrechen von grünem Mageninhalt
- Durchfall wechselt mit Verstopfung
- Lebererkrankungen
- Stauungszustände wie Bauchwassersucht als Folge einer Lebererkrankung

Potenz: D2

Modalität: *Besser:* –
Schlechter: leiseste Berührung

Chelidonium (Schöllkraut)

Arzneimittelbild: Chelidonium ist ein ausgezeichnetes Lebermittel.

Leitsymptome:
- Beschwerden sind auf der rechten Seite
- Schmerzen in der Leberregion
- Gelbsucht sowie subikterische Zustände
- Lungenentzündung, Husten und erschwerte Atmung

Potenz: D6

Modalität:	*Besser:*	nach dem Essen durch Druck auf die schmerzhafte Region
	Schlechter:	Bewegung, leichte Berührung

China (Chinarindenbaum)

Arzneimittelbild: Kennzeichen für China ist die Schwäche nach Blutverlust, Ausfluß, Durchfällen und nach durchgemachten Infektionskrankheiten.

Leitsymptome:

- Erschöpfung, Schwäche, Schläfrigkeit
- Wechselfieber (Fieber wechselt mit fieberfreien Perioden)
- viel Durst
- Blässe
- dunkle Blutungen aus den Körperöffnungen
- Schmerzen sind schlechter bei leichter Berührung und besser durch starken Druck

Potenz: D6

Modalität:	*Besser:*	Wärme, Druck
	Schlechter:	nachts, Verlust von Körpersäften

Coccus cacti (Cochenillelaus - Nepal-Schildlaus)

Arzneimittelbild: Bei spastischen (krampfartigen) Zuständen im Bereich der inneren Organe wie Blase, Niere, Magen-Darm-Trakt sowie Bronchien.

Leitsymptome:

- zäher Schleim in den Bronchien
- Hustenanfälle
- Harnsteine
- Blut im Harn
- Schmerzen in Blase und Nieren

Potenz: D4

Modalität: *Besser:* Gehen
Schlechter: nach dem Schlaf, Anstrengungen

Colocynthis (Koloquinte)

Arzneimittelbild: Colocynthis wirkt bei Erkrankungen der peripheren Nerven sowie bei Krämpfen der glatten Muskulatur der Eingeweide.

Leitsymptome:
- Heftige, ziehende Schmerzen an den peripheren Nerven (z.B. am Ischiasnerv).
- Kolikschmerzen im Bauchraum
- Durchfall mit Kolik

Potenz: D6

Modalität: *Besser:* nach Stuhlgang, nach Abgang von Blähungen, Wärme und Ruhe
Schlechter: Bewegung

Conium (Schierling)

Arzneimittelbild: Gekennzeichnet durch Schwäche des Körpers und aufsteigende Lähmung.

Leitsymptome:
- Lähmungserscheinungen
- Muskelschwäche
- körperliche Schwäche
- Tumore aller Art
- vergrößerte Drüsen

Potenz: D6

Modalität: *Besser:* Bewegung
Schlechter: Erkältung, Anstrengung

Convallaria majalis (Maiglöckchen)

Arzneimittelbild: Verstärkt die Kraft des Herzens, fördert die Herzauswurfleistung.

Leitsymptome:
- Atemnot
- Herzschwäche
- Bauchwassersucht und Ödemneigung in den Extremitäten

Potenz: D3

Modalität: *Besser:* im Freien
Schlechter: im warmen Zimmer

Crataegus (Weißdorn)

Arzneimittelbild: Crataegus entfaltet vor allem bei älteren Meerschweinchen seine Wirkung auf Herz und Kreislauf. Die Herzprobleme treten langsam auf. Typisch ist die Verschlechterung durch Bewegung.

Leitsymptome:
- langsam einsetzende Herzbeschwerden
- Leistung läßt nach
- Puls ist schnell und unregelmäßig
- Ödembildung an den Gliedmaßen

Potenz: D1 – D4 (am häufigsten D1)

Modalität: *Besser:* –
Schlechter: Bewegung

Cantharis (Spanische Fliege)

Arzneimittelbild: ist durch heftige Schmerzen im Bereich des Harn- und Geschlechtsapparates gekennzeichnet.

Leitsymptome:
- Hautverbrennungen und deren Folge
- brennende Bläschen auf der Haut
- brennende Schmerzen an allen Schleimhäuten (Magen, Mund, Darm, Harn- und Geschlechtsapparat)
- Afterbrennen bei Durchfall
- Blasen- und Harnröhrenentzündungen
- brennende Schmerzen beim Harnlassen, es kommen nur ein paar Tropfen Harn

Potenz: D4 – D6

Modalität: *Besser:* Wärme, Ruhe
Schlechter: Trinken, Urinieren

Echinacea angustifolia (Kegelblume)

Arzneimittelbild: Entfaltet eine gute Wirkung bei allen Infektionen durch Steigerung der körpereigenen Abwehrkraft.

Leitsymptome:
- Infektionen, septische Zustände, Blutvergiftung
- Absonderungen übelriechend
- große Schwäche
- bei Fieber frösteln

Potenz: D3 – D4

Ferrum phosphoricum (Eisenphosphat)

Arzneimittelbild: Gut wirksam bei blassen, anämischen und schwachen Patienten. Wird bei fieberhaften, katharrartigen Beschwerden der Atemwege angewandt.

Leitsymptome:
- Blutarmut (Anämie)
- Schwache, empfindliche, blasse Patienten
- fieberhafte, katharrhalische Infektion der Atemwege
- Neigung zu Erkältungen
- erstes Stadium aller fieberhaften Entzündungen, besonders im Bereich der Atemwege

Potenz: D12

Modalität:
Besser: –
Schlechter: nachts, Berührung, Bewegung

Graphites (Reissblei)

Arzneimittelbild: Graphites ist ein hervorragendes Hautmittel

Leitsymptome:
- Meerschweinchen sind fettleibig
- Tiere neigen zu Verstopfung
- Hautausschläge, Haarausfall. Hautausschläge oft mit klebrigen Absonderungen. Es besteht Neigung zu Geschwürsbildung mit langsamer Heiltendenz.

Potenz: D4

Modalität:
Besser: –
Schlechter: Wärme, nachts

Hepar sulfuris (Kalkschwefelleber)

Arzneimittelbild: Hepar sulfuris wirkt bei eitrigen Prozessen von örtlichen Entzündungen. Die Heilung wird durch einen raschen Eiterausfluß beschleunigt.

Leitsymptome:
- Eiterungen: Abszeß
- Mittelohrentzündungen
- Stirnhöhleneiterungen
- alle Absonderungen stinken

Potenz: D6 bei reifem Abszeß
D3/D4 führt zur Reifung des Abszesses

Modalität: *Besser:* Wärme
Schlechter: Berührung, Kälte, Zugluft

Hypericum (Johanniskraut)

Arzneimittelbild: Hypericum wirkt auf das Nervensystem. Vor allem bei Schäden des Nervensystems nach Unfällen wirkt Hypericum sehr gut. Hypericum wird auch als „Arnica der Nerven" bezeichnet.

Leitsymptome:
- Nervenverletzungen nach Unfällen, auch nach Operationen
- Schmerzen an der Wirbelsäule (Rückenmark)
- Gehirnerschütterung

Potenz: D1 – D6

Modalität: *Besser:* –
Schlechter: Berührung, Kälteeinwirkung, feuchtkaltes Wasser

Kreosotum (Buchenholzteerkreosot)

Arzneimittelbild: tiefgreifende Entzündungen an Haut und Schleimhaut

Leitsymptome:
- meist geschwächte oder abgemagerte Tiere
- Mundschleimhautentzündungen
- scharfe, stinkende Absonderungen
- Neigung zur Ausbildung einer eitrigen Hautentzündung
- Tumore bei älteren, abgemagerten Tieren

Potenz: D4

Kalium carbonicum (Kaliumkarbonat)

Arzneimittelbild: Kalium carbonicum wirkt vor allem auf Herz- und Kreislauf und bei körperlicher Schwäche.

Leitsymptome:
- nach Anstrengung tritt sofort Erschöpfung auf
- Ödemneigung
- körperlicher Schwächezustand
- stechende, heftige Schmerzen
- fettige Leberdegeneration
- Wassersucht, Bauchwassersucht infolge Herzschwäche
- schwacher, rascher Puls, der Puls ist kaum fühlbar

Potenz: D6
Kalium carbonicum kann ausgezeichnet mit Cactus oder/und mit Crataegus kombiniert werden.

Modalität:
Besser: Wärme, warmes Wetter, Tagsüber, Bewegung
Schlechter: liegen auf der rechten Seite, Morgenstunden, kaltes Wetter, nachts

Lachesis (Schlangengift von Lachesis muta)

Arzneimittelbild: Nach dem Schlangenbiß treten sowohl lokale Veränderungen in Form von Wunden und schlecht heilenden Geschwüren als auch allgemeine Erkrankungen mit Störungen des Immunsystems sowie der blutbildenden Organe auf. Lachesis in homöopathischer Potenz wirkt daher besonders gut bei einem, einen Schlangenbiß ähnlichen Krankheitsbild.
Lachesis steigert bei Infektionskrankheiten die körpereigenen Abwehrkräfte durch Erhöhung der Zahl der weißen Blutkörperchen (Leukozyten) und kurbelt die Antikörperbildung an. Es ist ein ideales Mittel bei allen Viruserkrankungen sowie bei bakteriellen Infektionen mit Zeichen einer Sepsis.

Leitsymptome:
- Geschwüre der Haut mit Eiterungen
- infizierte Wunden, insbesonders nach Bißverletzungen
- Infektionskrankheiten
- Vergiftungen
- Blutungsneigung
- Fieber, Schwäche
- Beschwerden sind links stärker als rechts

Potenz: D12 (Behandlungsdauer 6 Tage)

Modalität:
Besser: frische Luft
Schlechter: Wärme, Liegen auf der linken Seite, Druck, nachts, morgens

Lycopodium (Bärlapp)

Arzneimittelbild: Lycopodium entfaltet die Hauptwirkung auf Leber und Niere, vor allem bei Gallen- und Nierensteinen.

Leitsymptome:	– Beschwerden sind rechts oder beginnen auf der rechten Seite – chronische Erkrankungen – Mundschleimhaut trocken, trotzdem wenig Durst	
Potenz:	D6 – D12 – D30	
Modalität:	*Besser:*	frische kühle Luft, Wärme, warmes Wasser, warmes Futter
	Schlechter:	Kälte, kaltes Wasser, kaltes Futter
Hinweis:	Lycopodium wirkt gut nach Lachesis (bei Infektion bzw. Sepsis), nicht aber umgekehrt	

Myristica sebifera (Virola-Baum - Brasilien)

Arzneimittelbild: Wird auch als „Homöopathisches Messer" bezeichnet. Bei Abszessen kann dieses Mittel zum Aufbrechen des Abszesses führen, so daß keine chirurgische Spaltung notwendig ist.

Leitsymptome:
- Abszesse und eitrige Prozesse
- Fisteln
- beschleunigte Eiterung

Potenz: D6

Mercurius solubilis H. (Hahnemanns Quecksilberoxyd)

Arzneimittelbild: Dieses Mittel heilt Entzündungen der Schleimhäute. Mercurius solubilis hilft vor allem bei schweren, akuten Erkrankungen, aber auch bei chronischen Erkrankungen mit immer wieder auftretenden akuten Schüben.

Leitsymptome: – Entzündungen der Schleimhaut mit Neigung zu Eiterungen
– alle Absonderungen sind übelriechend, scharf und eitrig
– empfindlich gegen kalte Luft

Potenz: D12

Modalität: *Besser:* Wärme, Ruhe, gleichbleibende Temperatur
Schlechter: nachts, Bewegung, Temperaturwechsel, Zugluft

Hinweis: Droht ein Abszeß soll Hepar sulfuris D6 nach Mercurius sol. gegeben werden. Mercurius sol. soll nicht nach Phytolacca verabreicht werden. Mercurius sol. darf nicht gemeinsam mit Silicea verabreicht werden.

Natrium muriaticum (Natriumchlorid)

Arzneimittelbild: Natrium muraticum (Kochsalz) ist ein tiefgreifendes homöopathisches Mittel, das auf alle Organsysteme wirkt.

Leitsymptome: – Haare sind stumpf und struppig, Haarausfall, es entstehen Pusteln und Krusten mit Juckreiz
– Mundwinkel trocken und rissig
– starker Durst
– es kann Verstopfung mit Durchfall wechseln, der After zeigt Risse, daher auch Schmerz beim Stuhlabgang möglich

Potenz: D6 – D12

Modalität: *Besser:* im Freien, Liegen auf der rechten Seite
Schlechter: Hitze, Hinlegen, Zimmerwärme

Nux vomica (Brechnuß)

Arzneimittelbild: Nux vomica wirkt hervorragend auf das Nervensystem, sowie auf die Verdauungsorgane. Wichtigster Inhaltsstoff bei Nux vomica ist das Strychnin. Strychninvergiftungen sind gekennzeichnet durch heftige Magen-Darm-Entzündungen mit Erbrechen und Durchfall, sowie mit Störungen des Nervensystems (Epilepsieähnlichen Erscheinungen).

Leitsymptome:

- Heimtiere sind mager bis schlank, nervös und reizbar
- Heimtiere sind leicht und stark erregbar
- Heimtiere haben Abneigung gegen Berührung
- Erkrankung des Magen-Darm-Traktes mit Durchfall und Erbrechen
- Erkrankungen im Bereich der Wirbelsäule
- Unsicherer Gang mit den Hinterextremitäten, sogar eine spastische Lähmung ist möglich.

Potenz: D6

Modalität:

Besser: Ruhe, Schlaf, kalte Getränke, kalte Speisen, abends

Schlechter: morgens, liegen auf der linken Seite Berührung, Bewegung, kaltes, trockenes Wetter

Okoubaka (Rinde eines westafrikanischen Urwaldbaumes Okoubaka Aubrevillei aus der Familie der Octonemataceen)

Arzneimittelbild: Okoubaka ist ein noch wenig erforschtes Mittel. Die einheimische Bevölkerung verwendet Okoubaka in pulverisierter Form gegen jegliche Vergiftung.

Leitsymptome: – bei jeder Vergiftungslage des Körpers
– bei Stoffwechselentgleisungen
– Ernährungsschäden
– Diabetes mellitus
– nach Magen-Darm-Infektionen
- nach Infektionskrankheiten

Potenz: D2

Modalität: keine bekannt

Opium papaver somniferum (getrockneter Milchsaft des Schlafmohns)

Arzneimittelbild: Opium wirkt auf das Nervensystem, die Psyche und alle inneren Organe. Alle Beschwerden sind durch Bewußtseinsstörungen oder Bewußtseinseingrenzungen gekennzeichnet.

Leitsymptome: – Bewußtseinseinschränkung, Schläfrigkeit, Apathie
– hartnäckige Verstopfungen
– Gliederzucken
– Lähmungserscheinungen

Potenz: D6

Modalität: *Besser:* Kälte
Schlechter: Hitze, Wärme

Plumbum metallicum (Blei)

Arzneimittelbild: Bei allen Nervenkrankheiten indiziert, aber auch bei Blut-, Magen- und Darmerkrankungen wirksam. Chronische, degenerative Prozesse stehen im Vordergrund.

Leitsymptome:
- Nervenentzündung
- Lähmungserscheinungen
- Krämpfe in den Beinen, Zittern der Beine
- Schmerzen in den Extremitäten
- Blutarmut, Gelbsucht
- Koliken des Magen-Darm-Trakes
- chronische Nierenentzündung

Potenz: D6

Modalität: *Besser:* Massage, starker Druck
Schlechter: nachts, Bewegung

Phosphorus (Phosphor)

Arzneimittelbild: Phosphor wirkt entzündlich auf alle Schleimhäute. Zusätzlich kommt es zu Entzündungen von Nerven mit Paralysen sowie zu einer fettigen Degeneration aller inneren Organe.

Leitsymptome:
- alles brennt bei Phosphor (Gefühl des brennenden Schmerzes)
- Bleistiftstühle
- Magenbrennen und Magenblutung
- Leberschwellung, Gelbsucht
- Schleimhautblutungen

Podophyllum (Maiapfel)

Arzneimittelbild: Podophyllum wirkt äußerst gut bei Erkrankungen des Dünndarm und des Leber-Galle-Systems. Gute Wirkung auch bei Durchfallerkrankungen.

Leitsymptome: – Durchfall mit plötzlicher Entleerung, Stuhl schießt in hohem Bogen gußartig aus dem After (Hydrantenstuhl)
– Durchfall auch mehrmals nachts
– Stuhl mit Schleim, stinkend
– Tiere pressen häufig weiter, obwohl kein Kot mehr kommt
– nach dem Kotabsatz sind die Heimtiere erschöpft
– der After ist entzunden und wund

Potenz: D4 – D8

Modalität: *Besser:* Bauchlage
Schlechter: frühmorgens, nach der Futteraufnahme

Psorinum (Nosode)

Arzneimittelbild: Psorinum entfaltet seine Wirkung bei chronischen Erkrankungen. Diese chronische Erkrankung besteht aufgrund einer nie ausgeheilten Vorerkrankung. Typisch ist, daß sich die chronische Erkrankung periodisch verschlechtert.

Leitsymptome: – Heimtiere sind kälteempfindlich, kraftlos und kränklich
– alle Absonderungen haben einen unangenehmen Geruch
– übelriechende Entzündungen des außeren Gehörganges
– chronische Entzündung der Atemwege
– Verstopfung wechselt mit übelriechendem Durchfall
– chronisches Ekzem mit Juckreiz

Potenz: D30

Modalität: *Besser:* Sommer
Schlechter: kaltes Waschen oder Baden, Kälte, Winter, Nacht

Pulsatilla (Wiesenküchenschelle)

Arzneimittelbild: Pulsatilla ist ein überragendes Mittel in der Homöopathie. Pulsatilla kann fast alle Organe beeinflussen. Pulsatilla beeinflußt das Kreislaufsystem, Haut, Schleimhäute, den Verdauungskanal, sowie das zentrale Nervensystem (Gehirn, Gehirnanhangdrüse = Hypophyse).

Leitsymptome:
- reichliche Absonderungen aus Auge, Nase, After; Die Absonderungen sind mild, gelb und dickflüssig
- ständiger Wechsel der Symptome: Körpertemperatur steigt und fällt, kein Kot schaut wie ein anderer aus
- Mundschleimhaut ist trocken, trotzdem wenig Durst
- Entzündung des äußeren Gehörganges und Abgang von gelblichem Eiter
- Schleimhautkatarrh im Verdauungstrakt

Potenz: D4

Modalität: *Besser:* Bewegung, frische, kühle Luft
Schlechter: Ruhe, morgens, Wärme, schwüles Wetter

Sabal serrulatum (Zwergpalme)

Arzneimittelbild: Sabal serrulatum wird als „Homöopathischer Katheter“ bezeichnet. Dieses Arzneimittel wird im akuten Stadium von Harnverhalten, bei Blasen- und Prostataentzündungen eingesetzt.

Leitsymptome:
- ständiger Harndrang mit erschwertem Urinabsatz
- Harnverhaltung
- Harngrieß

Potenz: D3

Scrophullaria nodosa (Knotige Braunwurz)

Arzneimittelbild: Ein stark wirkendes Mittel bei vergrößerten Drüsen, vor allem bei der Milchdrüse.

Leitsymptom: Knoten und Tumore der Brustdrüse

Potenz: D6

Modalität: –

Secale cornutum (Mutterkorn)

Arzneimittelbild: Ruft Kontraktionen der glatten Muskulatur im ganzen Körper hervor (Blutgefäße, Magen-Darm-Trakt, Eileiter, Gebärmutter, u.a.).

Leitsymptome:
- anämischer Zustand der Beine und Finger
- Schwäche
- Abmagerung trotz Appetit
- keine Austreibungstätigkeit während der Geburt
- kalte, blasse Füße und Finger
- eisige Kälte der Extremitäten
- faltige, taube, rot-bläulich fleckige Haut an den Füßen

Potenz: D6

Modalität:
Besser: Kälte
Schlechter: Hitze

Sulfur (Schwefel)

Arzneimittelbild: Sulfur hat eine hervorragende Wirkung auf die Haut. Es wirkt als Entgiftungsmittel und regt den Stoffwechsel der Haut und der Leber an. Wird in der Regel als Einleitungsmittel benutzt, anschließend spezielle Hautmittel.

Leitsymptome:
- Brennen und Jucken der Haut
- Absonderungen und Ausdünstungen in der Regel übelriechend fettiges, schuppiges Fell
- Rötung des Afters mit Jucken

Potenz: D30

Modalität:
Besser: trockenes, warmes Wetter
Liegen auf der rechten Seite
Schlechter: Ruhe, Stehen, Baden,
zwischen 2 und 5 Uhr morgens

Symphytum (Beinwurz)

Arzneimittelbild: Symphytum wirkt vor allem bei Knochenverletzungen bzw. bei Beinhautverletzungen. Die Pflanze Symphytum (Beinwurz, Beinwell) wurde in der Volksmedizin schon seit alters her bei Knochenverletzungen verwendet. Symphytum wird auch als „Arnica des Knochens" bezeichnet.

Leitsymptome:
- Knochenverletzungen (Knochenfissuren, Brüche)
- Beinhautverletzungen
- Verstauchungen und Prellungen
- Exostosen (Knochenaufreibungen) als Folge von Brüchen und Verletzungen

Potenz: D1 – D2 regt die Kallusbildung an
D3 – D12 reguliert die Kallusbildung. Bei der Behandlung von Frakturen ist eine Kombination von Symphytum D2 und Calcium phosphoricum D4 sinnvoll.

Modalität: *Besser:* Ruhe, Ruhigstellung der Extremitäten
Schlechter: Bewegung, Berührung

Teucrium marum verum (Katzengamander)

Arzneimittelbild: hat eine besondere Beziehung zu Nasen- und Darmsymptomen.

Leitsymptome:
- Schleimhautpolypen
- Nasenabsonderungen
- Afterjucken
- Wurmbefall

Potenz: D12

Thuja occidentalis (Abendländischer Lebensbaum)

Arzneimittelbild: Thuja occidentalis führt zu einer Aktivierung des Organismus. Thuja occidentalis ist aber kein Anfangsmittel sondern greift bei Krankheiten, die in ein chronisches Stadium übergegangen sind, ein.

Leitsymptome:
- Folgeschäden nach Antibiotika- oder Chemotherapiebehandlungen
- chronische, immerwiederkehrende Entzündungen im Bereich der Augen und des äußeren Gehörganges
- After rissig und wund

- Nierenentzündung
- Neigung zu Haarausfall, Schuppen und juckenden Ekzemen

Potenz: D15 – D30, lokal: Urtinktur bei der Behandlung von Warzen

Modalitäten:
Besser: frische Luft, leichte Bewegung, Liegen auf der linken Seite
Schlechter: Kälte, Nässe, Ruhe, gegen 4 Uhr morgens

Veratrum album (Weißer Germer)

Arzneimittelbild: Veratrum album wirkt auf den Magen-Darm-Trakt, Kreislauf und auf das Nervensystem. Charakteristisch sind Schwäche, Kreislaufzusammenbruch, eiskalte Füße und starke Brechdurchfälle.

Leitsymptome:
- Heimtiere sind schreckhaft
- Heimtiere haben das Verlangen zu liegen, fahren jedoch immer schreckhaft zusammen
- Kältegefühl am ganzen Körper, frösteln
- Durst auf kaltes Wasser, das aber bald erbrochen wird
- Kreislaufzusammenbruch mit Schwindelanfällen
- Extremitäten sind eiskalt
- Körpertemperatur ist erniedrigt, Schleimhäute sind bläulich verfärbt
- krampfartiger Husten mit Erstickungsgefahr
- Magen- und Darmentzündungen mit gallehaltigem Erbrechen und starkem, erschöpfendem Durchfall
- Muskelzucken, Schmerzen im Rückenbereich, taumelnder Gang

Potenz:	D2 – D6	
Modalitäten:	*Besser:*	Wärme, Ruhe
	Schlechter:	nachts, Bewegung, Anstrengung, Schreck, naßkaltes Wetter

Literaturverzeichnis

Behrend, K.
Meerschweinchen richtig pflegen und verstehen.
Verlag Gräfe und Unzer, München 1993.

Boericke, W.
Homöopathische Mittel und ihre Wirkung.
Verlag Grundlagen und Praxis, Leer 1986.

Brandt, H.-P.
Goldhamster, Meerschweinchen und andere Labortiere in der Allgemeinpraxis.
Der praktische Tierarzt 13, 539-542,1972.

Breter, M.
Behandlung von Verdauungsstörungen bei Meerschweinchen.
Kleintierpraxis 20, 221-225 (1975).

Dorrestein, G. M.
Die wichtigsten Erkrankungen beim Meerschweinchen.
3. Arbeitstagung über Pelztier-, Kaninchen- und Heimtierkrankheiten, Celle 1979.

Garbisch, K; Zwart, P.
Krankheiten der Heimtiere.
Schlütersche Verlagsanstalt, Hannover 1995.

Gialamas, J. et. al.
Akute Magendilatation und Magendrehung beim Meerschweinchen.
Zbl .Vet. Med. A32, 772-777,(1985).

Isenbügel, E.
Diagnose und Therapie der wichtigsten Heimsäugererkrankungen. Schweiz.
Vereinigung für Kleintiermedizin, Jahresversammlung Luzern 1983.

Jaksch, W.
Zur Klinik der Heimtierkrankheiten.
Tagung über Krankheiten der Pelztiere, Celle 1981.

Kunstyr, I.: et. al.
Meerschweinchen als Liebhabertiere und als Patienten.
Tierärztl. Praxis 5,99-113, (1977).

Löchelt, F.
Die wichtigsten Erkrankungen des Meerschweinchens.
Tierärztl. Umschau 9, 460-464,(1977).

Möller, I.
Meerschweinchen, Kaninchen und Hamster als Patienten in der Kleintierpraxis.
Vet- Med. Diss. München 1984

Treben, W.; Weber, A.
Homöopathische Hausapotheke für meinen Hund.
Heyne Verlag, München 1993.

Stichwortverzeichnis

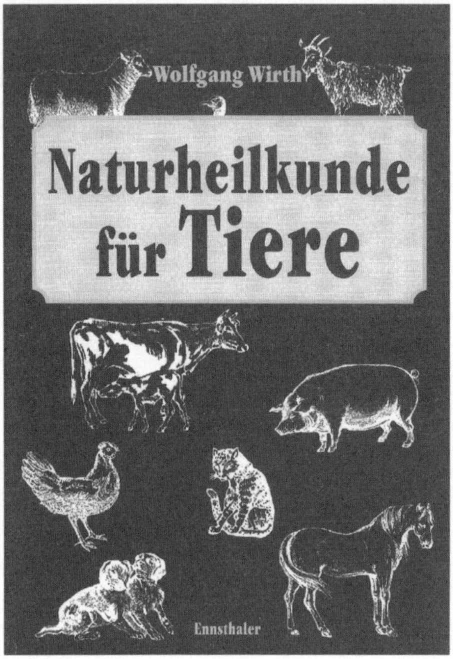

Wolfgang Wirth

Natur-heilkunde für Tiere

Tiere, mit denen wir in Gemeinschaft leben, sei es in der Landwirtschaft, in der häuslichen Gemeinschaft oder im Sport, leiden oft unter denselben Zivilisationsschäden wie die Menschen selbst.
Die Erfahrungen aus Arzneibotanik und Volksmedizin, bei Erkrankungen bei Haustieren angewandt, können hier wirksam helfen.
Von A wie Augenkrankheiten über M wie Milchsekretion bis W wie Wurmmittel werden in diesem Buch wirkungsvolle Anwendungen mit Heilpflanzen beschrieben.

40 Seiten, br.
ISBN 3-85068-413-X
Format: 16,5 x 24 cm